Bedarf an Zahnärzten bis zum Jahre 2010

Materialienreihe
Band 9

E. Becker/F.-M. Niemann/J. G. Brecht/F. Beske

Bedarf an Zahnärzten bis zum Jahre 2010

Herausgeber:
Institut der Deutschen Zahnärzte (IDZ)
in Trägerschaft von
Bundesverband der Deutschen Zahnärzte e. V. — Bundeszahnärztekammer —
Kassenzahnärztliche Bundesvereinigung — Körperschaft des öffentl. Rechts —
5000 Köln 41, Universitätsstraße 71 – 73

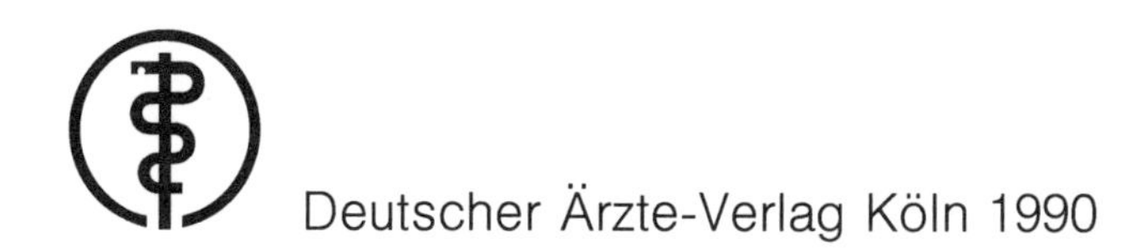
Deutscher Ärzte-Verlag Köln 1990

Autoren:

Dipl.-Ing. E. Becker
Wissenschaftlicher Mitarbeiter

Dipl.-Stat. F.-M. Niemann
Wissenschaftlicher Mitarbeiter

Dr. Dipl.-Math. J.G. Brecht
Stellv. Direktor

Prof. Dr. med. F. Beske, MPH
Direktor

alle im
Institut für Gesundheits-System-Forschung Kiel

Redaktion:
Institut der Deutschen Zahnärzte, Köln
Dr. J. Bauch

ISBN 3-7691-7823-8

Gesamtherstellung: Deutscher Ärzte-Verlag GmbH, Köln

Inhaltsverzeichnis

Vorwort

Bei der vom Institut für Gesundheits-System-Forschung/Kiel in Kooperation mit dem IDZ erstellten Studie „Bedarf an Zahnärzten bis zum Jahre 2010“ handelt es sich um eine prognostische Studie, die das Angebot an Zahnärzten, die morbiditätsspezifische Bedarfsentwicklung und die Nachfrageentwicklung der Bevölkerung abschätzen will.

Sinn dieser Studie ist es, die zukünftige mögliche Entwicklung der zahnmedizinischen Versorgung so weit wie möglich abzuschätzen, um nicht von der Entwicklung überholt zu werden. Berufspolitik hat eine Steuerungsfunktion über den Tag hinaus. Auf Entwicklungsprozesse soll nicht nur reagiert werden, Prozesse sollen gesteuert werden. Das ist, wenn man so will, der höhere Sinn der zahnärztlichen Selbstverwaltung. Durch moderne Datenverarbeitungstechniken ist man mehr und mehr in der Lage, auch komplexe Entwicklungsszenarien zu simulieren, um unter Vorgabe von bestimmten „Wenn-Dann“-Prämissen Annahmen über bestimmte zukünftige Entwicklungen zu machen. Dabei handelt es sich um Annahmen, die ein gewisses Plausibilitätsniveau haben. Dies beinhaltet, daß auch andere Entwicklungen möglich sind. Realität wird „simuliert“, nicht realiter antizipiert. Im wesentlichen besteht die Rationalität dieser Modelle darin, bestimmte in Vergangenheit und Gegenwart bereits sichtbare Prozesse in die Zukunft hinein zu verlängern. Interventionen können diese Entwicklungslinien verändern. Die prognostizierte Entwicklungslinie gilt nur dann, wenn die getroffenen „Wenn-Dann“-Annahmen konstant bleiben, und wenn die Einzelkomponenten in ihrer gegenseitigen Verflechtung richtig gewichtet worden sind. So wurde beispielsweise auf eine Prognose der prothetischen Versorgung bewußt verzichtet, weil die Erstellung einer Prognoselinie in die Zeit des „Blüm-Bauchs“ fiel. Die politische Intervention des Gesundheitsreformgesetzes machte das Erkennen einer prognostisch gesicherten Entwicklung nicht möglich.

Das hier vorgelegte Prognosemodell entwickelt nur Vorstellungen von Entwicklungen, die auch unter den heutigen Gegebenheiten einigermaßen vorhersehbar sind. So blieben Zielkrankheiten unberücksichtigt, die für den Zahnarzt der Zukunft durchaus von steigender Bedeutung sein können, z. B. Krankheiten im Übergangsfeld zur Psychologie und Psychosomatik. Hier muß die weitere Entwicklung abgewartet werden, um sinnvolle Prognosen abgeben zu können. Auch ist es möglich, daß in Zukunft dem Zahnarzt neue Aufgaben zufallen (Stichwort „Prävention“, „Mundhöhlenkrebs“ etc.). Diese neuen potentiellen Berufsfelder sind naturgemäß in diesem Prognosemodell nicht enthalten, müssen aber bei zukünftigen, weitergehenden Prognosen Berücksichtigung finden. Auch Verwerfungen innerhalb einer Zielkrankheit (z. B. die Zunahme der Wurzelkaries, die Abnahme der Kauflächenkaries) konnten keine Berücksichtigung finden, weil sich die Prognose auf die großen Entwicklungslinien beschränkt. Die Prognose beschränkt sich auf die traditionellen Tätigkeitsfelder des Zahnarztes soweit sie zum Zeitpunkt der Prognose über ein prognostisches Potential verfügen. Unabhängig davon ist klar, daß der Zahnarzt auf seinem Weg zum „Oral Physician" in Zukunft weitere, komplexe Aufgaben der Sicherung der Mundgesundheit wahrnehmen muß. Dies wird Aufgabe von weiteren, verfeinerten Prognosemodellen sein.

Die Entwicklung der Zahnmedizin und der zahnmedizinischen Versorgung ist von politischen Interventionen abhängig. Solche Interventionen können innerhalb kürzester Zeit die Rahmenbedingungen verändern. Alle Zeichen deuten darauf hin, daß im Bereich der Zahnmedizin Interventionen in Zukunft zunehmen werden, eine Erschwernis für alle prognostischen Modelle. Ein komplexes Prognosemodell hat „harte" und „weiche" Bestandteile, Teile, deren Prognose ziemlich sicher ist, Teile, die sich schlecht prognostizieren lassen. So auch bei dieser Studie. Die Prognose des Zahnarzt-Angebotes sowie die Bedarfsabschätzung können als relativ valide gelten, weil diese Daten nicht kurzfristig im großen Umfang modifizierbar sind. Sie behalten auch für zukünftige Entwicklungen ihre Gültigkeit. Unsicher dagegen ist die Nachfrageentwicklung. Die Kariesentwicklung kann durch politische Interventionen nur langfristig beeinflußt werden. Das Nachfrageverhalten der Bevölkerung reagiert aber sehr schnell auf politische Interventionen. Ein Beispiel hierfür ist der „Blüm-Bauch". Die Prognostizierbarkeit der einzelnen Segmente muß also berücksichtigt werden.

Die vorliegende Studie gibt ein ziemlich düsteres Bild über die Zukunft des Zahnarztes. Bedarf und Nachfrage werden cum grano salis konstant bleiben. Die Zahl der Zahnärzte wird aber weiter steigen. Damit nehmen die Probleme der zahnärztlichen Praxis zu. Wenn es auch durch die permanente Intervention des BDZ gelungen ist, für das Wintersemester 90/91 einige Veränderungen in der Kapazitätsverordnung zu erwirken (Veränderung der Bettenzahl für stationäre Krankenbehandlung, Veränderung des Curricularnormwertes etc.), so sind diese Veränderungen keineswegs ausreichend, um die sich weiter abzeichnende Zahnarzt-Schwemme aufzuhalten oder abzumindern. Die Studie zeigt, daß bei ungebremster Entwicklung Zahnärzte unverändert am gesellschaftlichen Bedarf vorbei ausgebildet werden, mit allen sich daraus ergebenden Konsequenzen. Die Berufspolitik muß sich dieser Frage noch stärker annehmen.

Dr. Jost Bauch — Köln, im Juli 1990

1 Einleitung

Mit dieser Untersuchung soll der Bedarf an Zahnärzten bis zum Jahr 2010 prognostiziert werden. Der Bedarf wird anhand von drei Komponenten bestimmt:

1. Morbiditätsorientierter Bedarf an zahnmedizinischen Leistungen in den Bereichen konservierend-chirurgische Behandlung und Parodonatalbehandlung.
2. Nachfrage nach zahnmedizinischen Leistungen.
3. Angebot an Zahnärzten.

Primäre Aufgabe ist es, Indikatoren für diese Komponenten zu ermitteln und die Indikatoren mit statistischen Verfahren für den Prognosezeitraum fortzuschreiben. Aufgrund der Auswirkungen des Gesundheits-Reformgesetzes im Prothetikbereich wurde auf eine Fortschreibung der Inanspruchnahme verzichtet.

Das Forschungsvorhaben „Bedarf an Zahnärzten bis zum Jahr 2010" ist als Pilotvorhaben konzipiert, das zwar kurzfristig angelegt ist, auf dessen Ergebnissen aber eine weitergehende Untersuchung aufgebaut werden kann. Ebenso soll es über den theoretischen Rahmen hinaus erste Ergebnisse liefern. Zur Bearbeitung des Forschungsvorhabens wurde die Szenariotechnik gewählt. Für einen längeren Prognosezeitraum ist sie das Verfahren der Wahl, da externe Faktoren die zukünftige Entwicklung der zahnmedizinischen Versorgung beeinflussen können, eine gesicherte Quantifizierung der Auswirkungen aber nicht geleistet werden kann. Insbesondere sind es gesundheitspolitische Entscheidungen, die einerseits in die Entwicklung des Zahnärzteangebots eingreifen können, andererseits auch das Inanspruchnahmeverhalten der Bevölkerung beeinflussen.

Gerade in diesem Jahr ist ebenfalls deutlich geworden, wie allgemeinpolitische Ereignisse durch ihre Art und zeitliche Aufeinanderfolge die Struktur des Gesundheitswesens in Deutschland verändern. In diesem Zusammenhang ist darauf hinzuweisen, daß sich die Prognoserechnungen sowohl für das Zahnärzteangebot als auch für die Bevölkerungs- und Morbiditätsentwicklung auf das Gebiet der Bundesrepublik Deutschland beschränken.

Die Szenariomethode ist ebenfalls zur Fortschreibung von Entwicklungen geeignet, wenn die zur Verfügung stehenden Daten kein repräsentatives Abbild der Bevölkerung bieten oder nicht in einer ausreichenden zeitlichen Staffelung vorliegen. Die Inanspruchnahmeentwicklung konnte deshalb nur unter der Annahme fortgeschrieben werden, daß ihre Struktur auch in Zukunft keiner Veränderung ausgesetzt ist.

Aus diesen Gründen stellen die Ergebnisse des Forschungsvorhabens mögliche Entwicklungen in der zahnmedizinischen Versorgung dar.

2 Angebot an Zahnärzten bis zum Jahre 2010

2.1 Vergleich der Prognosen 1985, 1987 und 1989 des Instituts für Gesundheits-System-Forschung Kiel

Zur Ermittlung des zukünftigen Angebots an Zahnärzten sowie der Alters- und Tätigkeitsstruktur von Zahnärzten bis zum Jahre 2010 wird das „Prognosemodell Zahnärzte“ des Instituts für Gesundheits-System-Forschung Kiel (IGSF) verwendet. Dieses Prognosemodell wurde 1985 entwickelt (Rüschmann und Thode, 1985). Es ist 1987 fortgeschrieben worden (Becker et al., 1987).

Die nunmehr vorliegenden drei Prognosen unterscheiden sich hinsichtlich ihrer Annahmen zum Verhalten der externen Zuwanderer zum Bestand der Zahnärzte (Abb. 1).

Im Prognosemodell 1985 wurde davon ausgegangen, daß die Differenz zwischen den jährlich erteilten Approbationen und den examinierten Hochschulabgängern des Studiengangs Zahnmedizin bis zum Jahr 1995 ihrem

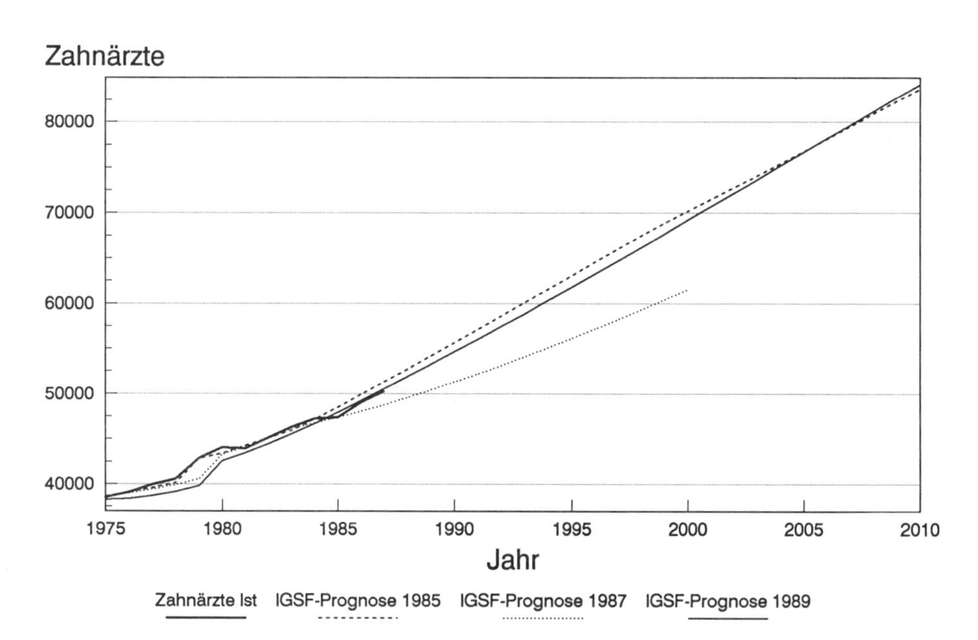

Abbildung 1: Zahnärzte gesamt von 1975 bis 1987 und Prognoseergebnisse des Instituts für Gesundheits-System-Forschung Kiel
Quelle: Statistiken der Bundeszahnärztekammer und eigene Berechnungen

Trend entsprechend steigt, „... um dann abzufallen und sich auf einem sehr niedrigen Wert einzupendeln“ (Rüschmann und Thode, 1985).

In der Fortschreibung des Prognosemodells aus dem Jahr 1987 sind die externen Zuwanderungszahlen vorzeitig zurückgenommen worden, so daß sich die Prognose an der Entwicklung der Beobachtungsjahre 1982 bis 1985 orientiert. Die prognostizierten Werte beschreiben daher eine untere Grenze der zukünftigen Entwicklung.

Die vorliegende Fortschreibung berücksichtigt eine steigende Zahl der jährlich erteilten Approbationen, die allerdings einer angenommenen Sättigungsgrenze unterliegt. Bei Erreichen der Sättigungsgrenze wird diese konstant fortgeschrieben. Deshalb weist die zweite Fortschreibung vom Prognosejahr 2005 ab höhere Werte auf als die Prognose des Jahres 1985.

2.2 Aufbau des Prognosemodells

2.2.1 Ausgangsdaten des Zahnärztebestandes

Die Ausgangsdaten des Prognosemodells bilden die Gesamtzahl der Zahnärzte nach Geburtsjahr und Geschlecht aus dem Geschäftsbericht der Bundeszahnärztekammer des Jahres 1974 sowie die Strukturdaten aus den Berichtsjahren von 1974 bis 1987 (Bundeszahnärztekammer, 1974 bis 1987). Alle weiteren Jahresstatistiken von 1975 bis 1987 dienen zur Validierung des Modells.

Der Bestand an Zahnärzten des Jahres 1974 wird wie im Prognosemodell 1985 mit altersgruppen- und geschlechtsspezifischen Überlebenswahrscheinlichkeiten der Allgemeinbevölkerung fortgeschrieben. Die Überlebenswahrscheinlichkeiten sind den Sterbetafeln der Jahre 1974/76 und 1980/82 des Statistischen Bundesamtes entnommen (Statistisches Bundesamt, 1977 bis 1988) und werden für den Zeitraum 1975 bis 2010 linear fortgeschrieben.

2.2.2 Zuwanderer aus dem Hochschulbereich

In die Prognose gehen die Zahlen der Studienanfänger im Studiengang Zahnmedizin der Jahre 1967 bis 1984 ein. Das Zahlenmaterial wurde Veröffentlichungen der Zentralstelle für die Vergabe von Studienplätzen (ZVS, 1981 bis 1985) und Übersichten der Bundeszahnärztekammer entnommen.

Zu den mittels Überlebenswahrscheinlichkeiten fortgeschriebenen Zahlen eines Geburtsjahrgangs der Zahnärzte werden die Zugänge aus dem Hochschulbereich addiert. Diese wurden unter folgenden Annahmen berechnet:

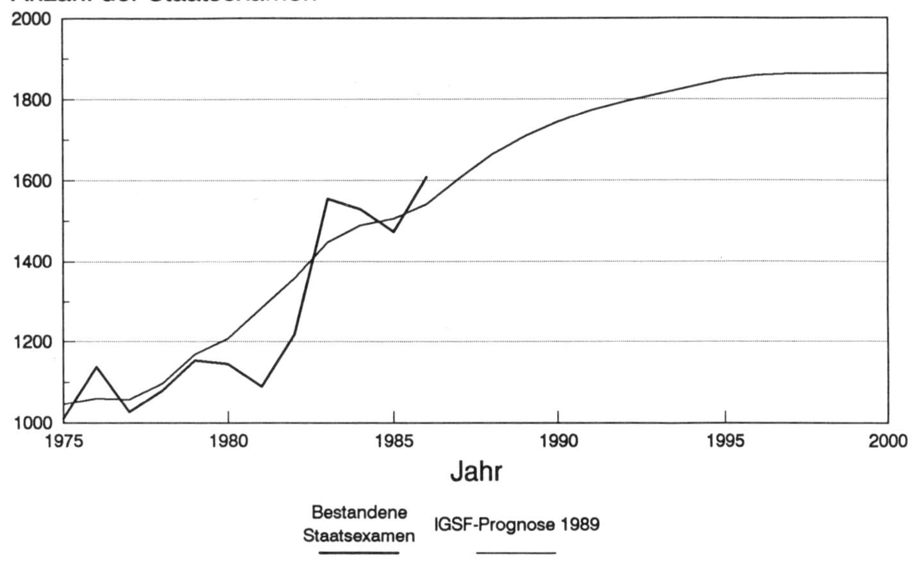

Abbildung 2: Bestandene Staatsexamen im Studienfach Zahnmedizin 1975—1986 und prognostizierte Werte
Quelle: Statistische Jahrbücher 1977—1988 und eigene Berechnungen

1. Die Zahl der Hochschulabgänger steigt von 1047 im Jahre 1975 auf 1863 bis zum Jahr 1997. Von 1997 an bleibt sie als Kapazitätsgrenze konstant bei diesem Wert. Abbildung 2 zeigt die Entwicklung der Zahl der bestandenen Examen und die Modellwerte.
2. Die mittlere Abbruchquote im Studiengang Zahnmedizin wurde auf 5% festgelegt. 95% der Studienanfänger eines Studienjahres kommen zu den Zahnärzten hinzu.
3. Die mittlere Studiendauer beträgt 7 Jahre. Die Zugänge Z zu der Gesamtzahl der Zahnärzte eines Prognosejahres t wurden dann wie folgt berechnet:
   (1) $Z_t = 0{,}33 \cdot S_{t-8} + 0{,}33 \cdot S_{t-7} + 0{,}33 \cdot S_{t-6}$
   mit S = Studienanfänger · 0,95.
4. Die geschlechtsspezifische Verteilung der Studienanfänger wurde mit 26,1 % bei den weiblichen und 73,9 % bei den männlichen Studienanfängern angenommen (Rüschmann und Thode, 1985).

Die Verteilung der Zugänge nach Geburtsjahrgängen wurde wie in Tabelle 1 dargestellt vorgenommen, wobei die jüngeren Jahrgänge stärker gewichtet worden sind.

Tabelle 1: Modellannahmen über den Zugang der Hochschulabgänger zum fortgeschriebenen Bestand der Zahnärzte nach Alter und Geschlecht		
Alter in Jahren	Zugang in Prozent Männer	 Frauen
24	10	10
25	15	25
26	12	15
27	8	10
28	7	5
29	6	5
30	6	5
31	6	5
32	5	5
33	5	6
34	5	6
35	5	3
36	4	0
37	2	0
38	2	0
39	2	0

2.2.3 Externe Zuwanderer

Beim Vergleich der Zahlen der bestandenen Staatsexamen und der Zahlen der jährlich erteilten Approbationen wird deutlich, daß jährlich mehr Zahnärzte zum Bestand hinzukommen als nur die examinierten Hochschulabsolventen. Diese Differenz wird in der zweiten Fortschreibung des Prognosemodells als jährlicher Wanderungszugang definiert.

Aufgrund des zur Verfügung stehenden Datenmaterials war es nicht möglich, einen Wanderungssaldo zu bestimmen, da keine Informationen über Abwanderungen von deutschen und ausländischen Zahnärzten vorhanden sind.

Die Beurteilung der zukünftigen Zahl der Zuwanderungen zum Bestand der Zahnärzte ist ebenfalls schwierig, da das Wanderungsverhalten von exogenen Einflüssen bestimmt wird. Zahnärzte, denen eine deutsche Approbation erteilt wird, rekrutieren sich hauptsächlich aus DDR-Bürgern, die in die Bundesrepublik Deutschland übersiedeln, deutschstämmigen Aussiedlern aus osteuropäischen Staaten und ausländischen Bürgern aus der Europäischen Gemeinschaft.

Um die Entwicklung der Differenz zwischen der Zahl der Approbationen und der Zahl der bestandenen Staatsexamen abbilden und für den Prognosezeitraum fortschreiben zu können, ist für die Zahl der jährlich erteilten Approbationen ein logistisches Wachstums- und Sättigungsmodell verwendet worden.

Zur langfristigen Fortschreibung einer Zeitreihe ist die Trendprognose das Verfahren der Wahl. Soll jedoch verhindert werden, daß die zu prognostizierende Zeitreihe über alle Grenzen steigt, bietet sich mit der logistischen Funktion und ihren Varianten ein adäquates Verfahren aus dem Bereich der Wachstums- und Sättigungsmodelle an (Hansmann, 1983). Die logistische Funktion

$$(2) \quad x_t = \frac{S}{1 + e^{(-aSt-C)}}$$

beruht auf der Fundamentalannahme, daß das Wachstum der Zeitreihe x_t proportional dem jeweils erreichten Niveau x_t und dem Abstand zwischen dem erreichten Niveau x_t und dem absoluten Sättigungsniveau S ist. Es gibt demnach eine fördernde Wachstumskomponente, aber auch eine hemmende Komponente, da der Abstand ($S - x_t$) mit zunehmendem Niveau abnimmt.

Prinzipiell ist es möglich, das Sättigungsniveau S aus der vorliegenden Zeitreihe x_t zu schätzen. Die Anwendung solcher Schätzungen hat jedoch gezeigt, daß die Schätzung von S unsicher ist und demzufolge die Richtigkeit

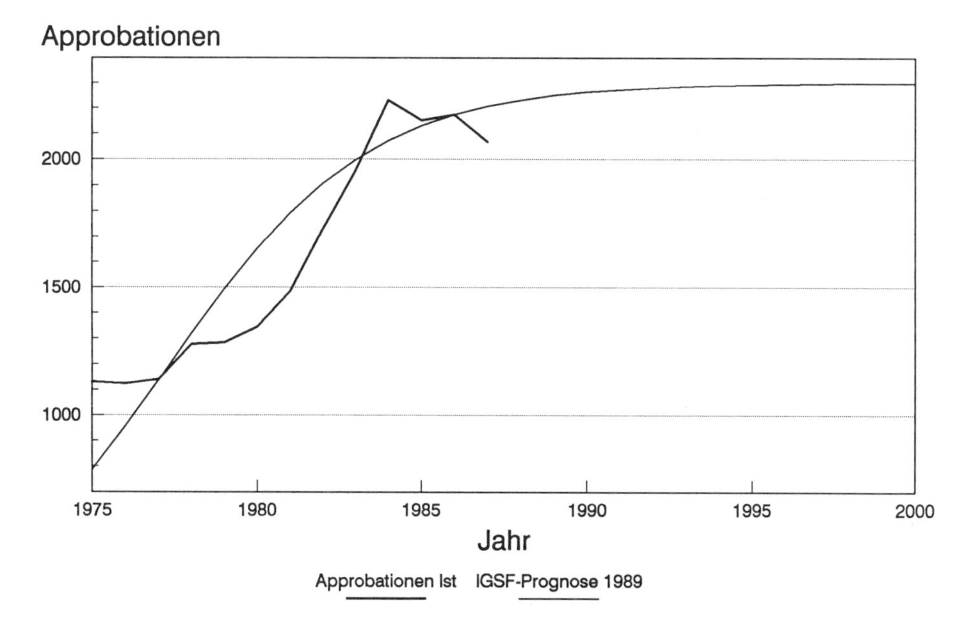

Abbildung 3: Erteilte Approbationen 1975—1986 und prognostizierte Werte
Quelle: Statistische Basisdaten der kassenzahnärztlichen Versorgung, KZBV 1987 und 1988, sowie eigene Berechnungen

einer Prognose beeinträchtigen kann (Hansmann, 1983). Es sollte daher grundsätzlich angestrebt werden, das Sättigungsniveau exogen zu bestimmen. Zudem vereinfacht sich das Schätzproblem nach Formel (2), wenn eine externe Bestimmung von S möglich ist, zu

$$(3) \quad \ln \frac{S - x_t}{x_t} = -C - aSt.$$

Mit Hilfe der Kleinstquadrat-Methode lassen sich dann die Parameter a und C schätzen.

Für die zukünftige Entwicklung wurde im Modell angenommen, daß die jährlichen Approbationszahlen ein Sättigungsniveau von 2300 nicht übersteigen werden (Abbildung 3). Die aus der Differenz zwischen den jährlichen Approbations- und Examenszahlen errechneten externen Zuwanderungszahlen verteilen sich zu 80% auf männliche und zu 20% auf weibliche Zahnärzte.

2.2.4 Ausländische Zahnärzte

Es ist problematisch, den Anteil der ausländischen Zahnärzte in der Bundesrepublik Deutschland zu prognostizieren, da es keine genauen Kenntnisse über Zu- und Abwanderungen dieser Gruppe und ihre zukünftige Entwicklung gibt. Es wird angenommen, daß der Anteil ausländischer Zahnärzte im Jahre 2010 bei 5,5% liegen wird.

Tabelle 2: Prozentuale Anteile der niedergelassenen männlichen Zahnärzte nach Altersgruppen 1983 – 1987 und fortgeschriebener konstanter Wert

Altersgruppen	1983	1984	1985	1986	1987	konstanter Wert
88 –	4,4	0,0	1,7	2,0	1,4	1,0
83 – 87	15,7	6,7	8,9	10,0	10,2	10,0
78 – 82	22,2	19,4	17,7	16,0	14,5	16,0
73 – 77	30,8	27,2	25,8	23,6	21,7	23,0
68 – 72	42,0	37,5	35,8	35,5	36,9	37,0
63 – 67	68,5	68,5	66,9	64,6	61,6	64,0
58 – 62	85,6	85,3	85,9	85,4	84,8	85,0
53 – 57	92,6	91,0	91,0	89,7	89,7	91,0
48 – 52	92,0	92,5	92,2	92,0	91,5	92,0
43 – 47	90,9	90,6	91,2	91,1	91,7	92,0
38 – 42	88,2	88,8	90,2	89,9	89,8	89,0
33 – 37	76,5	77,6	78,9	77,9	77,3	77,0
28 – 32	48,1	50,0	50,7	50,3	48,9	50,0
– 27	5,3	7,9	10,0	11,7	11,3	11,0

2.2.5 Beschäftigungsstruktur

Zur Prognose der niedergelassenen Zahnärzte und der Assistenten und Praxisvertreter wurden für den Zeitraum 1983 bis 1987 die relativen Beschäftigungsquoten nach Altersgruppen und Geschlecht berechnet.

Tabelle 3: Prozentuale Anteile der niedergelassenen weiblichen Zahnärzte nach Altersgruppen 1983 – 1987 und fortgeschriebener konstanter Wert

Altersgruppen	1983	1984	1985	1986	1987	konstanter Wert
88 –	3,1	0,0	0,0	1,4	0,0	0,0
83 – 87	6,8	3,3	5,2	3,9	5,0	5,0
78 – 82	11,9	9,8	10,8	12,2	10,5	11,0
73 – 77	21,0	19,3	17,4	16,2	14,3	14,0
68 – 72	25,9	22,5	22,0	22,8	23,3	23,0
63 – 67	45,0	43,1	44,4	40,9	36,7	40,0
58 – 62	57,4	56,0	56,8	56,7	56,1	56,0
53 – 57	72,8	64,5	63,5	62,1	63,6	63,0
48 – 52	64,1	64,6	67,8	68,6	69,2	70,0
43 – 47	64,6	70,0	71,9	72,4	73,4	74,0
38 – 42	66,9	68,4	69,4	69,6	70,8	71,0
33 – 37	55,8	57,5	61,0	61,3	60,9	61,0
28 – 32	36,1	39,8	42,0	41,8	39,8	40,0
– 27	4,9	7,1	7,1	8,4	9,6	10,0

Tabelle 4: Prozentuale Anteile der männlichen Assistenten und Praxisvertreter nach Altersgruppen 1983 – 1987 und fortgeschriebener konstanter Wert

Altersgruppen	1983	1984	1985	1986	1987	konstanter Wert
88 –	0,0	0,0	0,0	0,0	0,0	0,0
83 – 87	0,6	0,0	6,0	0,0	0,0	0,0
78 – 82	0,1	0,3	0,2	0,1	0,2	0,2
73 – 77	0,8	0,8	0,6	0,8	0,9	0,7
68 – 72	0,9	0,9	0,9	0,6	0,6	0,6
63 – 67	0,6	0,6	0,7	0,8	0,7	0,7
58 – 62	1,1	0,7	0,5	0,6	0,7	0,7
53 – 57	1,2	1,2	1,1	1,3	1,3	1,2
48 – 52	1,9	2,2	2,1	2,3	2,3	2,0
43 – 47	4,1	4,2	3,6	3,7	3,3	3,5
38 – 42	6,6	6,0	4,7	5,0	4,8	5,0
33 – 37	14,7	13,4	12,7	13,4	13,1	13,0
28 – 32	32,1	29,4	30,2	29,9	31,1	30,0
– 27	41,2	42,8	48,3	48,8	47,4	45,0

Tabelle 5: Prozentuale Anteile der weiblichen Assistenten und Praxisvertreter nach Altersgruppen 1983 – 1987 und fortgeschriebener konstanter Wert						
Alters-gruppen	1983	1984	1985	1986	1987	konstanter Wert
88 –	1,5	0,0	0,0	0,0	0,0	0,0
83 – 87	0,0	0,0	0,7	0,7	0,6	0,3
78 – 82	0,5	0,9	0,4	0,7	0,8	0,6
73 – 77	1,3	1,9	1,3	1,2	1,4	1,0
68 – 72	2,2	1,8	1,5	1,9	1,4	1,5
63 – 67	3,0	2,5	1,9	2,2	2,7	2,5
58 – 62	5,1	5,0	4,7	5,2	5,0	5,0
53 – 57	9,9	9,1	9,0	10,5	9,7	10,0
48 – 52	11,1	10,7	9,5	9,5	9,9	10,0
43 – 47	17,3	14,7	13,4	13,0	12,3	13,0
38 – 42	17,9	17,9	17,1	17,0	14,7	13,5
33 – 37	25,5	23,6	22,5	22,3	20,7	20,0
28 – 32	41,1	36,2	34,7	32,3	35,7	36,0
– 27	58,1	55,5	62,4	60,8	60,0	60,0

Aus der Beobachtung der Werte wurde für jede Altersgruppe nach Geschlecht eine Beschäftigungsquote in den Tätigkeitsbereichen „in eigener Praxis niedergelassen" und „Assistenten und Praxisvertreter" ermittelt. Diese Beschäftigungsquoten gehen in das Prognosemodell als konstante Werte ein und bestimmen die Verteilung der Zahnärzte nach Tätigkeitsbereichen (Tabellen 2 bis 5).

Da der Anteil der beamteten und angestellten Zahnärzte über den gesamten Beobachtungszeitraum mit geringen Abweichungen konstant bleibt, wird auf eine differenzierte Analyse verzichtet. Jedoch wurden auch hier die Beschäftigungsquoten nach weiblichen und männlichen Zahnärzten getrennt.

Die Zahl der nichtberuflich und fremdberuflich tätigen Zahnärzte wird als Restgröße aus der Differenz zwischen der Gesamtzahl und den berufstätigen Zahnärzten ermittelt.

2.2.6 Zahnärztliche Versorgungsdichte

Für die Ermittlung der Versorgung der Bevölkerung mit berufstätigen Zahnärzten im Prognosezeitraum wird auf die Modellrechnungen zur Bevölkerungsentwicklung in der Bundesrepublik Deutschland zurückgegriffen (Bundesminister des Innern, 1987). Dabei werden zur Bestimmung der Wohnbevölkerung die Prognosedaten des Modells I für die deutsche Bevölkerung und des Modells A für die ausländische Bevölkerung benutzt (Tabelle 6). Das Modell I, das von einer konstanten Geburtenhäufigkeit ausgeht, wird vom Statistischen Bundesamt als das plausibelste Modell für die deutsche Bevölkerung angesehen.

Tabelle 6: Gesamtbevölkerung in Tausend bis zum Jahr 2010			
Bevölkerungs- gruppe	Jahr 1990	 2000	 2010
Deutsche Ausländer	56 205 4 542	54 866 4 725	51 476 4 770
Gesamt	60 747	59 591	56 247

Vom Statistischen Bundesamt sind für die Modellrechnungen der ausländischen Bevölkerung drei Varianten mit unterschiedlichen Wanderungsannahmen entwickelt worden. Danach bewegt sich die absolute Zahl der ausländischen Bevölkerung im Jahre 2010 zwischen 4,4 (Variante B) und 6,3 Millionen (Variante C). Zur Fortschreibung der ausländischen Bevölkerung findet die Variante A, die von einem ausgeglichenen Wanderungssaldo ausgeht, im „Prognosemodell Zahnärzte" Verwendung.

2.3 Ergebnis

Im folgenden werden die Ergebnisse des Prognosemodells in textlicher, tabellarischer und graphischer Form zusammengefaßt. Zu Einzelheiten wird auf den Tabellenanhang verwiesen.

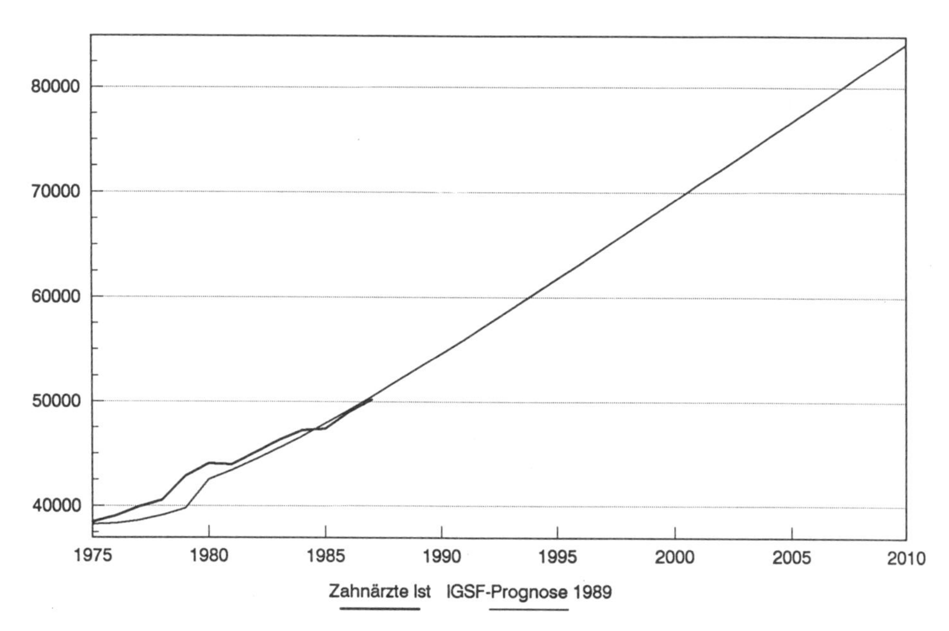

Abbildung 4: Zahnärzte gesamt 1975 bis 1987 und Prognose bis zum Jahr 2010
Quelle: Statistiken der Bundeszahnärztekammer und eigene Berechnungen

Unter den im Prognosemodell getroffenen Annahmen wird sich die Gesamtzahl der Zahnärzte bis zum Jahr 2000 von 50260 im Jahre 1987 auf etwa 69200 und damit um 37,7% erhöhen. Im Jahre 2010 wird sie dann rund 84200 betragen, was einer Steigerung von 21,7% gegenüber dem Jahr 2000 und von 67,6% gegenüber dem Jahr 1987 entspricht (Abbildung 4).

Tabelle 7: Zahnärzte absolut (abs.) 1988 bis 2010 nach Tätigkeitsbereichen und prozentuale Anteile

Jahr	gesamt		in eigener Praxis niedergelassen		Assistenten und Praxisvertreter		beamtet und angestellt		nichtberuflich oder fremdberuflich tätig	
	abs.	in %	abs.	in %	abs.	in %	abs.	in %	abs.	in %
1988	51894	100	33080	63,5	5157	9,3	2689	5,2	10968	21,1
1990	54648	100	35168	64,4	5483	10,0	2833	5,2	11164	20,4
1995	61795	100	40713	65,9	6143	9,9	3206	5,2	11733	19,0
2000	69227	100	46753	67,5	6593	9,5	3593	5,2	12287	17,7
2005	76723	100	52691	68,7	6871	9,0	3984	5,2	13177	17,2
2010	84236	100	57745	68,6	7066	8,4	4375	5,2	15050	17,9

Die Tätigkeitsquote wird im Jahre 2010 bei 82,1% liegen. Die absolute Zahl der berufstätigen Zahnärzte beträgt 69200. Davon sind 83,5% niedergelassene Zahnärzte, 10,2% Assistenten und Praxisvertreter und 6,3% beamtete und angestellte Zahnärzte (Tabelle 7).

Wie aus Tabelle 8 hervorgeht, erhöht sich die Anzahl der niedergelassenen Zahnärzte gegenüber 1987 um 84%, die Zahl der Assistenten und Praxisvertreter um 41% und die der beamteten und angestellten Zahnärzte um 79%.

Tabelle 8: Zahnärzte absolut (abs.) 1987 bis 2010 nach Tätigkeitsbereichen sowie Veränderung gegenüber 1987 (Index 1987 = 100)

Jahr	gesamt		in eigener Praxis niedergelassen		Assistenten und Praxisvertreter		beamtet und angestellt		nichtberuflich oder fremdberuflich tätig	
	abs.	in %	abs.	in %	abs.	in %	abs.	in %	abs.	in %
1987	50260	100	31373	100	5003	100	2449	100	11438	100
1990	54648	109	35168	112	5483	110	2833	116	11164	98
2000	69227	138	46753	149	6593	132	3594	147	12287	107
2010	84236	168	57745	184	7066	141	4375	179	15050	132

Die Zahl der ausländischen Zahnärzte wird bis zum Jahr 2010 auf etwa 4600 steigen, was einer Verdoppelung des Bestandes von 1987 entspricht.

Aufgrund der sinkenden Bevölkerungszahl nimmt die Versorgungsdichte mit berufstätigen Zahnärzten zu. Sie liegt im Jahre 2010 je nach verwendeter Modellkombination (Abschnitt 2.2.6) zwischen 808 und 835 Einwohnern je berufstätigen Zahnarzt. Unter der im Prognosemodell angewendeten Modellkombination I/A für die Gesamtbevölkerung werden 813 Einwohner von einem berufstätigen Zahnarzt versorgt.

3 Behandlungsbedarf

3.1 Definition des Bedarfsbegriffs

Für den Prognosezeitraum bis zum Jahre 2010 soll ein morbiditätsbegründeter Behandlungsbedarf geschätzt werden. Hierzu muß festgelegt werden, was der Bedarfsbegriff im Rahmen dieses Forschungsvorhabens ausdrückt und anhand welcher Indikatoren ein zukünftiger Bedarf an Zahnärzten ermittelt werden kann.

Der Bedarfsbegriff galt bisher, besonders wenn er im Zusammenhang mit ökonomischen Fragestellungen genannt wurde, als Synonym für die Nachfrage (Krämer, 1981). In den letzten Jahren setzt sich in der Wissenschaft jedoch der differenziertere Begriff des morbiditätsorientierten Bedarfs durch. Mit diesem Ansatz wird versucht, aufgrund der sich ändernden Bevölkerungs- und somit auch Morbiditätsstruktur einen zukünftigen Bedarf an Leistungen oder Ressourcen zu ermitteln.

Es wird allerdings auch bezweifelt, ob der Bedarf allein durch klinische Normen des Gesundheits- bzw. Morbiditätsstatus bestimmt werden kann (Sheiham, 1989), da soziologische, psychologische und ökonomische Einflußfaktoren außer Betracht gelassen werden, die den individuellen Bedarf bestimmen können. Dennoch muß bei einer Bedarfsermittlung die Entwicklung der Morbiditätsstruktur analysiert werden, denn gerade epidemiologische Daten lassen sich, sofern sie vorhanden sind, einigermaßen gesichert fortschreiben, während psychosoziale Determinanten einem Wandel unterworfen und somit nur schwer zu quantifizieren sind.

Der in dieser Arbeit verwendete Bedarfsbegriff bezieht sich auf die Morbiditätsstruktur und den daraus abzuleitenden Behandlungsbedarf. Weil von klinischen Normen bestimmt, wird er im folgenden auch als objektiver Bedarf im Gegensatz zum individuellen oder subjektiven Bedarf bezeichnet.

3.2 Epidemiologische Datenbasis

Für die Fortschreibung der Morbiditätsstruktur werden repräsentative Daten über den Mundgesundheitszustand der Bevölkerung benötigt.

In den letzten Jahren sind eine Reihe von Studien zur Feststellung des Morbiditätsniveaus durchgeführt worden, die aber keine Ansprüche auf Repräsentativität für die bundesdeutsche Bevölkerung erheben können. Diese Studien sind

„1. zumeist Lokal- oder Regionalstudien
2. überwiegend nicht repräsentativ für die Bevölkerung
3. überwiegend reine kariesepidemiologische Untersuchungen
4. zu wenig auf die Gewinnung von Entscheidungsgrundlagen ausgerichtet
5. zumeist reine Bestandsaufnahmen, die von ihrer Anlage her Kausalerklärungen und Interventionsansätze nicht zulassen“ (Müller, 1986).

Allerdings wurde von der Deutschen Gesellschaft für Zahn-, Mund- und Kieferheilkunde 1978 das bundesweite Projekt A durchgeführt, das 1983 unter der Bezeichnung A5 wiederholt worden ist (Naujoks, 1987). Kritik wurde gegenüber der dabei angewandten Methode geäußert, die Morbidität an Patienten niedergelassener Zahnärzte zu erheben (Halusa, 1989). Trotzdem muß die Studie A5 als diejenige Untersuchung angesehen werden, die zur Zeit den sichersten Aufschluß über die Kariesmorbiditätsverteilung in der deutschen Bevölkerung liefern kann.

Im Bereich der Parodontopathien stellt sich die Situation ähnlich wie in der Kariesepidemiologie. Zur Beschreibung altersgruppenspezifischer Prävalenzen dieses Krankheitsbildes ist die Studie zur „Parodontalgesundheit der Hamburger Bevölkerung“ hervorzuheben, die zumindest für die Einwohner Hamburgs als repräsentativ anzusehen ist. Statistisch signifikante Unterschiede zwischen der untersuchten Stichprobe und der Bevölkerung treten bei dieser Studie bezüglich des Schulabschlusses auf, denn untere Schulabschlüsse sind unterrepräsentiert (Ahrens, Bauch et al., 1988).

Die Ergebnisse des Projekts A5 zur Kariesepidemiologie und die Hamburger Parodontalstudie sind in der vorliegenden Arbeit Ausgangsdaten zur Fortschreibung der Morbidität. Wo es erforderlich ist, werden Daten aus regionalen Studien hinzugezogen.

Als Ausblick für zukünftige Arbeiten sei an dieser Stelle auf die von der Bundeszahnärztekammer, der Kassenzahnärztlichen Bundesvereinigung sowie dem Institut der Deutschen Zahnärzte getragene „Bevölkerungsrepräsentative Erhebung des Mundgesundheitszustandes und -verhaltens in der Bundesrepublik Deutschland“ hingewiesen. Diese Studie wird erstmals bundesweite repräsentative Aussagen über Kariesmorbidität, Parodontopathien, prothetischen Versorgungsgrad sowie über Zahnstellungs- und Bißlagefehler ermöglichen. Daneben werden in einer sozialwissenschaftlichen Befragung

- der allgemeine Gesundheitszustand,
- subjektive Beschwerden im Mund- und Kieferbereich,
- die derzeitige und frühere Inanspruchnahme zahnärztlicher Behandlungen,
- die Zahnarztangst,
- die Mundhygiene,

— Ernährungsgewohnheiten,
— soziodemographische Merkmale

erhoben (Eder-Debye et al., 1989). Erste Ergebnisse dieser Studie sind soeben veröffentlicht worden, konnten allerdings nicht mehr berücksichtigt werden.

3.3 Demographie

3.3.1 Material

Für die Schätzung des zukünftigen Bedarfs an Zahnärzten ist neben dem zu erwartenden Morbiditätsspektrum die Entwicklung der Bevölkerungszahl und deren Altersstruktur von besonderer Bedeutung. Der zu verzeichnende Rückgang der Bevölkerung einerseits sowie die relative Zunahme älterer Menschen bei gleichzeitiger Abnahme des Anteils jüngerer Menschen andererseits werden nicht nur zu einer quantitativen Veränderung des Bedarfs an zahnmedizinischen Leistungen führen, sondern auch die Struktur des zukünftigen Bedarfs bestimmen. Daher sind detaillierte Informationen über die zukünftige Alterszusammensetzung der Bevölkerung notwendig.

Die vom Bundesminister des Innern (1987) veröffentlichten Modellrechnungen zur Bevölkerungsentwicklung in der Bundesrepublik Deutschland konnten für diese Zwecke nicht verwendet werden. Die Altersgruppeneinteilung „unter 20 Jahre", „20 bis unter 60 Jahre" sowie „60 und mehr" erschien zu grob und hätte für die Fortschreibung der Morbiditätsindizes einen zu großen Detaillierungsverlust bedeutet.

Deshalb wurde auf ein Bevölkerungsmodell von Eckerle et al. (1987a) zurückgegriffen, das Bevölkerungszahlen für jeden einzelnen Jahrgang liefert. Die dem Modell zugrunde liegenden Annahmen sind unter anderem:

1. Frauen unter 25 und über 38 Jahre weisen eine sinkende, Frauen zwischen 25 und 37 Jahre eine steigende Fruchtbarkeitsziffer auf, während die Fruchtbarkeitsziffern ausländischer Frauen sich denen der deutschen Frauen annähern.
2. Ein weiterer Anstieg der Lebenserwartung und Rückgang der Säuglingssterblichkeit.
3. Beim Wanderungsverhalten wird zwischen einem oberen und unteren Szenario unterschieden. Günstige wirtschaftliche Rahmenbedingungen führen zu einem positiven Außenwanderungssaldo (oberes Szenario), ungelöste Arbeitsmarktprobleme bedingen für das untere Szenario einen negativen Saldo.

3.3.2 Ergebnis

Mit dem oberen Bevölkerungsszenario wurde unter Berücksichtigung eines positiven Wanderungssaldos für das Jahr 2010 ein Bevölkerungsstand von 57,2 Millionen errechnet, was ausgehend von 1990 mit 60,5 Millionen ein prozentualer Rückgang um 5,5 % bedeutet. Unter Verwendung des unteren Szenarios sinkt die Bevölkerungszahl um 8,2 % von 60,3 Millionen im Jahr 1990 auf 55,4 Millionen (Abbildung 5). Der Unterschied der beiden Prognosewerte für das Jahr 2010 beträgt 3,2 %.

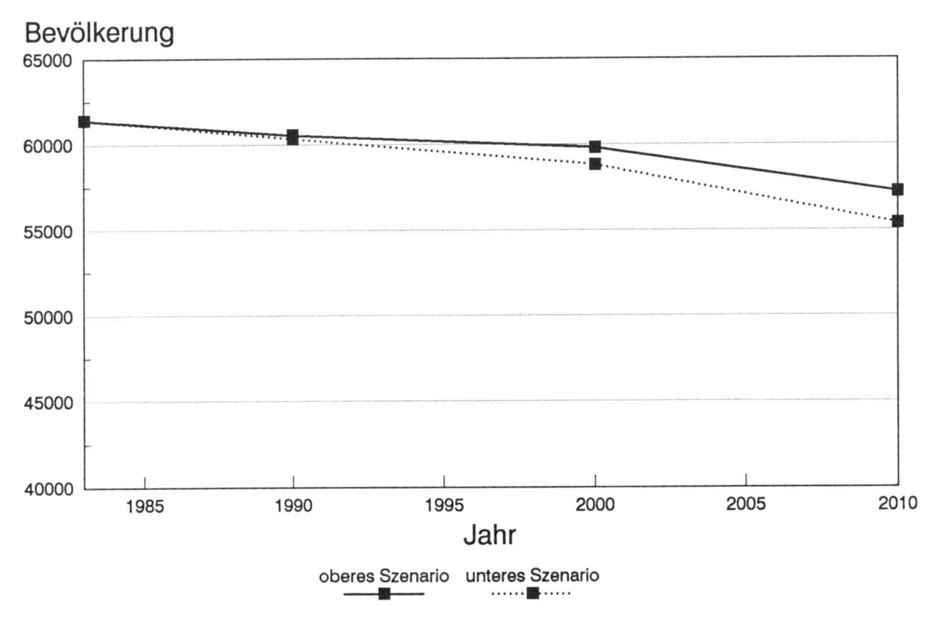

Abbildung 5: Bevölkerungszahlen in Tausend von 1983 bis 2010, oberes und unteres Szenario
Quelle: Eckerle et al., 1987b

Neben dem absoluten Rückgang der Bevölkerungszahl verschiebt sich auch die Bevölkerungsstruktur. Abbildung 6 verdeutlicht, daß sich die prozentualen Anteile der Altersgruppen „unter 20 Jahre“ sowie „20 bis 64 Jahre“ bis zum Jahre 2010 zugunsten der Altersgruppe „65 Jahre und älter“ verringern. Der für die oberste Altersgruppe berechnete Anteil von 15,5 % im Jahre 1990 (beide Szenarien) wird sich im oberen Szenario auf 19,6 % im Jahre 2010 erhöhen. Im unteren Szenario wird ein geringfügig höherer Anteil von 20 % geschätzt.

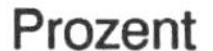

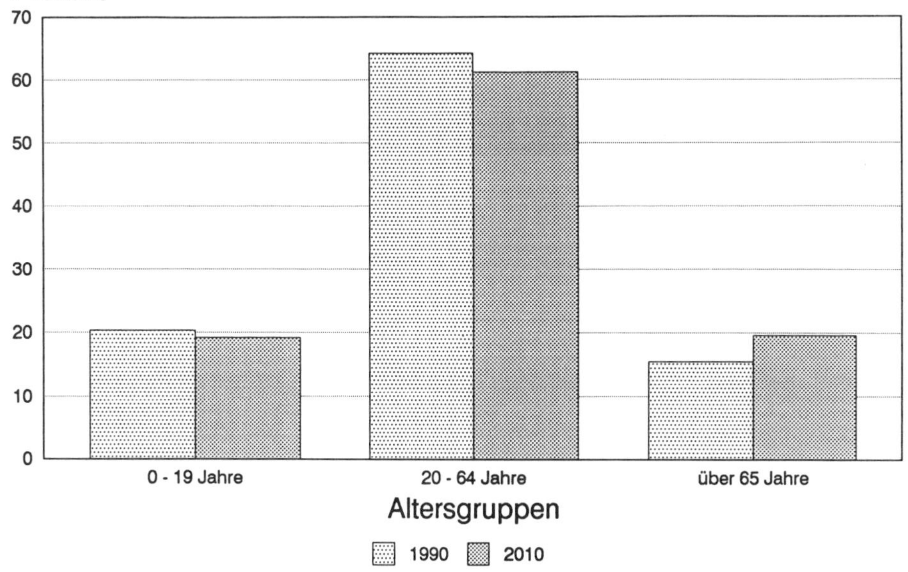

Abbildung 6: Bevölkerungsstruktur 1990 und 2010, prozentualer Anteil nach Altersgruppen, oberes Szenario
Quelle: Eckerle et al., 1987b

3.4 Ermittlung des zukünftigen Bedarfs an konservierend-chirurgischen Leistungen

3.4.1 Material

3.4.1.1 Kariesprävalenz

Basis für die Ermittlung des zukünftigen Bedarfs an konservierend-chirurgischen Leistungen ist die Morbiditätsstruktur der Zahnkaries in der Bundesrepublik Deutschland. Die epidemiologischen Daten sind Ergebnisse der bundesweiten A5-Studie der Deutschen Gesellschaft für Zahn-, Mund- und Kieferheilkunde aus dem Jahre 1983 und liegen altersgruppenspezifisch vor. Tabelle 9 gibt die DMF-T-Werte[1]) für die einzelnen Altersgruppen wieder.

[1]) In kariesepidemiologischen Studien wird zur Ermittlung der Kariesprävalenz der DMF-Index verwendet. Dabei bedeutet „D" kariös (decayed), „M" fehlend (missing) und „F" gefüllt (filled). Bezieht sich die Befundannahme auf ganze Zähne, wird dem Indexnamen T (tooth) angefügt (DMF-T). Ist die Beurteilungseinheit die Zahnfläche, wird das durch ein S (surface) ausgedrückt (DMF-S). Handelt es sich bei den untersuchten Gebissen um Milchzahngebisse, wird es bei der Schreibweise des Index durch Kleinbuchstaben kenntlich gemacht (dmf-t bzw. dmf-s). Der DMF-Wert gibt die Summe kariöser, fehlender und gefüllter Zähne bzw. Zahnflächen wieder.

Tabelle 9: DMF-T-Wert und Werte der Komponenten D, M und F nach Altersgruppen, Bundesrepublik Deutschland 1983				
Altersgruppe in Jahren	DMF-T dmf-t	D-T d-t	M-T m-t	F-T f-t
8 bis 9	2,3	1,5	0,0	0,8
12 bis 13	8,5	2,8	0,0	5,7
15 bis 24	14,4	4,5	2,7	7,2
25 bis 34	16,8	3,7	2,2	10,9
35 bis 44	17,7	3,2	3,6	10,9
45 bis 54	19,2	2,6	7,2	9,4
55 bis 64	20,8	1,9	11,8	7,1
65 und älter	23,2	1,6	17,8	3,8

Quelle: Naujoks, 1987

3.4.1.2 Einfluß prophylaktischer Maßnahmen auf die Kariesprävalenz

Um die Veränderung der Morbidität im Laufe der Zeit und durch prophylaktische Maßnahmen abzubilden, wurden zur Fortschreibung der Morbiditätsstruktur die Altersgruppe der 3- bis 6jährigen Kinder in die Berechnung mit einbezogen.

Zur Ermittlung der Kariesmorbidität und deren Veränderung durch prophylaktische Maßnahmen bei Kindergartenkindern wurden mehrere regionale bzw. lokale Untersuchungen verglichen. Tabelle 10 zeigt Ergebnisse dieser Studien.

Krüger et al. begannen im Jahre 1977 bei einer Gruppe von Kindern im Alter zwischen 10 und 18 Monaten mit Mundhygieneinstruktionen und Prophyla-

Tabelle 10: Milchzahnkaries bei Kindern im Alter von 3 bis 6 Jahren in der Bundesrepublik Deutschland*						
	dmf-t-Befunde ohne Prophylaxe			dmf-t-Befunde mit Prophylaxe		
Alter in Jahren	KRÜGER 1979-1981, follow up (112-145)	GÜLZOW 1982 (1681)	BUHL 1986 (72)	KRÜGER 1979-1981, follow up (112-145)	GÜLZOW 1984 (1635)	BUHL 1986 (817)
3	1,77	2,26	2,1	0,15	1,26	1,7
4	2,78	3,02	3,3	0,39	1,88	2,2
5	3,44	3,90	5,6	0,66	3,06	3,2
6	–	5,20	–	–	4,30	–

* dmf-t-Befunde ohne und mit Prophylaxe, Name des Autors, Datum der Untersuchung, in Klammern Anzahl der untersuchten Kinder

xemaßnahmen im Rahmen des „Langzeit-Prophylaxeprogramms Göttingen“ und betreuten die Kinder und ihre Eltern während der Programmlaufzeit. Neben dem dmf-t-Wert der Programmgruppe wurde auch der Morbiditätsindex einer Kontrollgruppe erhoben (Krüger et al., 1982). Bei der letzten Untersuchung im Jahre 1981 wiesen die Kinder (mittleres Alter 5 Jahre) der Prophylaxegruppe einen um 80% geringeren dmf-t-Wert auf als die Kinder der Kontrollgruppe.

Buhl et al. untersuchten den Gebißerkrankungs- und -sanierungszustand bei Kindern in Kindergärten der Stadt und des Landkreises Gießen. Sie stellten einen mittleren dmf-t-Wert von 2,6 fest. Von den untersuchten Kindern hatten etwa 92% eine kombinierte Rachitis- und Kariesprophylaxe erhalten. Diese wiesen einen durchschnittlichen dmf-t-Wert von 2,5 auf, die Kinder ohne Prophylaxe besaßen 4 dmf-Zähne (Buhl et al., 1986).

Gülzow et al. verglichen den Kariesbefund bei Kindern in Kindergärten des Landkreises Stormarn im Jahre 1982 vor dem Beginn einer Prophylaxeaktion und nach zwei Jahren. Innerhalb dieses Zeitraums konnte ein Rückgang der dmf-Zähne um durchschnittlich 20% festgestellt werden.

Während des Prophylaxeprogramms konnte die Gruppeneinteilung der Kinder (Mundhygiene-, Fluoridtabletten- und Kontrollgruppe) nicht gleichmäßig aufrechterhalten werden (Gülzow et al., 1987), so daß die 1984 erhobenen Befunde einen Mix aus verschiedenen Maßnahmen darstellen. Außerdem zeigte sich beim Vergleich der 3jährigen Kinder aus dem Jahre 1982 und 1984, daß bei diesem Jahrgang schon ein erheblicher Rückgang der Karies zu verzeichnen war, der nicht auf die im Kindergarten durchgeführten Maßnahmen zurückzuführen ist.

Aufgrund des beobachteten Rückgangs der dmf-t-Werte bei den 3jährigen Kindern, der erfolgten Prophylaxemaßnahmen und nicht zuletzt wegen der hohen Zahl untersuchter Kinder gehen in die Fortschreibung der Morbiditätsstruktur bis zum Jahre 2010 die von Gülzow et al. erhobenen Milchzahnkarieswerte ein.

3.4.2 Methodik

Für die Fortschreibung der Kariesmorbidität wurden die DMF-T-Werte der A5-Studie aus dem Jahre 1983 und die dmf-t-Werte für die drei- bis sechsjährigen Kinder aus dem Jahre 1982 getrennt nach ihren einzelnen Komponenten als Ausgangsbasis verwendet (Tabelle 11). Die so ermittelten Werte stellen eine querschnittliche Betrachtung des Morbiditätsspektrums der bundesdeutschen Bevölkerung dar und wurden bis zum Jahre 2010 fortgeschrieben.

Bei der querschnittlichen Betrachtung der M-T-Komponente stellte sich heraus, daß die Altersgruppe der 25- bis 34jährigen einen niedrigeren Zahnver-

Tabelle 11: Zahn- und zahnflächenbezogene d-, m- und f-Werte bei Kindergartenkindern, Bundesrepublik Deutschland 1982 und 1984				
Bezugsgröße Jahr	dmf	d	m	f
Zahn				
1982	3,5	2,3	0,6	0,6
1984	2,7	1,7	0,4	0,6
Zahnfläche				
1982	6,4	4,1	1,1	1,2
1984	5,7	3,5	0,9	1,3

lust aufweist als die Altersgruppe der 15- bis 24jährigen. Da sich die Zahl der fehlenden Zähne innerhalb einer längsschnittlichen Betrachtung nicht verringern kann, wurde für den Zweck der Hochrechnung die Zahl der fehlenden Zähne für die betreffende Altersgruppe auf den Wert von 2,9 korrigiert, der Morbiditätsstatus also künstlich verschlechtert. Der Wert wurde gewählt, da der DMF-T-Wert der Altersgruppe nicht größer sein sollte als der Wert der nächsthöheren Altersgruppe. Durch die Korrektur ergibt sich ein theoretischer DMF-Wert von 17,5 Zähnen.

Die Altersgruppe „8 bis 9 Jahre“ wurde um die Jahrgänge 7 Jahre und 10 Jahre erweitert, bei der Altersgruppe „12 bis 13 Jahre“ wurden die Jahrgänge 11 und 14 Jahre hinzugefügt. Bei beiden Altersgruppen wurde angenommen, daß sich der mittlere DMF-T-Wert nicht ändert.

Für die Kindergartenkinder lagen zwar keine zahnbezogenen Werte für die Komponenten d, m und f vor, sie wurden jedoch aus dem Verhältnis des durchschnittlichen dmf-t-Werts zum mittleren dmf-s-Wert bestimmt. Tabelle 11 zeigt die durchschnittlichen Zahn- und Zahnflächenwerte für die Altersgruppe „3—6 Jahre“.

Basis für die Bestimmung des zukünftigen Behandlungsbedarfs sind die Morbiditätswerte für das Jahr 1983, wobei die Werte für die Altersgruppe der 3- bis 6jährigen der Untersuchung Gülzow et al. aus dem Jahre 1982 entnommen sind.

Die längsschnittliche Veränderung der Zahngesundheit wurde unter folgenden Annahmen berechnet:

1. Eine Reduzierung der Kariesmorbidität wird zuerst in der jüngsten Altersgruppe zu verzeichnen sein, da Kindergartenkinder intensiv prophylaktisch betreut werden.

Tabelle 12: DMF-T- und dmf-t-Werte nach Altersgruppen und Prognosejahr					
Altersgruppe in Jahren	dmf-t DMF-T 1983	relative Veränderung	dmf-t und DMF-T im Jahre 1990	2000	2010
3 bis 6	3,5	–	2,7	2,7	2,7
7 bis 10	3,3	0,94	2,5	2,5	2,5
11 bis 14	8,5	2,58	8,5	6,6	6,6
15 bis 24	14,4	1,69	14,4	14,4	11,1
25 bis 34	17,5	1,22	17,5	17,5	17,5
35 bis 44	17,7	1,01	17,7	17,7	17,7
45 bis 54	19,2	1,08	19,2	19,2	19,2
55 bis 64	20,8	1,08	20,8	20,8	20,8
65 und älter	23,2	1,12	23,2	23,2	23,2

2. Die Veränderung der Morbidität wird sich jährlich in dem nächst höheren Jahrgang fortsetzen.
3. Die Veränderung der Morbidität von einer Altersgruppe zur nächsten wird durch die aus dem Jahre 1983 ermittelte prozentuale Veränderung von einer Altersgruppe zur nächst höheren bestimmt (Tabelle 12).

Für die Fortschreibung der altersgruppenspezifischen Morbiditätswerte wird die prozentuale querschnittliche Veränderung von einer Altersgruppe zur nächst höheren Altersgruppe berechnet. Diese prozentuale Veränderung wird während des Prognosezeitraums konstant gehalten. Im Jahre 1990 als dem ersten Prognosejahr gehen dann für die jüngste Altersgruppe die im Jahre 1984 ermittelten d-, m- und f-t-Werte ein. Diese Werte stellen in der Fortschreibung

1. einen Zeiteffekt dar, weil 1984 bereits 3jährige Kinder als Kindergartenneuzugänge bessere dmf-t-Werte aufwiesen als gleichaltrige des Jahres 1982,
2. einen prophylaktischen Effekt, da sich die dmf-t-Werte der 5- und 6jährigen Kindergartenkinder, die zwei Jahre prophylaktisch betreut wurden, im Vergleich zu Gleichaltrigen des Jahres 1982 verbessert haben.

In der Gruppe der 3- bis 6jährigen Kinder beziehen sich die Karieswerte auf Milchzähne, während die Indizes der weiteren Altersgruppen die Morbidität der bleibenden Zähne beschreiben. Bei den angenommenen zeitlichen und prophylaktischen Effekten in der jüngsten Altersgruppe wird davon ausgegangen, daß durch prophylaktische Maßnahmen und insbesondere durch Mundhygieneinstruktionen der Zahngesundheitsstatus auch später bei den bleibenden Gebissen positiv verändert werden kann, denn „Vorschulkinder verfügen noch über eine ausgeprägte Verhaltenselastizität. Speziell in diesem Alter können zahnhygienische Maßnahmen habituell verankert werden" (Bauch, 1987).

Da die M-Komponenten der Altersgruppen „8 bis 9 Jahre" und „12 bis 13 Jahre" vernachlässigt werden können (Naujoks, 1987) und somit im Modell den Wert 0 aufweisen, wurde für die Anzahl der fehlende Zähne der Altersgruppe „15 bis 24 Jahre" im Jahre 2010 ein Wert von 1,8 angenommen. Das entspricht einem Faktor von 0,66 gegenüber dem beobachteten M-Wert von 2,7 und entspricht prozentual dem gleichen Rückgang fehlender Zähne wie in der Altersgruppe „3 bis 6 Jahre".

Die nach § 30 Abs. 5 SGB V vorgesehene Erhöhung der Zuschüsse zu den Kosten von Zahnersatz bei regelmäßiger Inanspruchnahme zahnärztlicher Leistungen und Gebißpflege (Dalichau und Schiwy, 1989) kann die Struktur der Kariesmorbidität dahingehend verändern, daß der Anteil unversorgter kariöser Zähne abnimmt, während der Anteil gefüllter Zähne steigt. Der Versorgungsgrad würde zunehmen. Es konnte allerdings keine Studie gefunden werden, die D-, M- und F-T-Werte in Beziehung zur Häufigkeit zahnärztlicher Besuche setzt. Deshalb konnte eine Veränderung des Versorgungsgrades nicht berücksichtigt werden.

3.4.3 Ergebnis

Die demographische Entwicklung und angenommenen Erfolge prophylaktischer Maßnahmen führen im Modell zu erheblichen Änderungen der Morbiditätsstruktur. Die Zahl kariöser unversorgter Zähne wird im oberen Szenario zwischen den Jahren 1990 und 2010 um 15,1 % zurückgehen, nämlich von 164,1 Millionen auf 139,3 Millionen, während mit dem unteren Szenario ein Rückgang von 163,5 Millionen auf 134,5 Millionen Zähne errechnet wurde, was eine Verringerung von 17,7 % bedeutet (Tabelle 13).

Tabelle 13: Behandlungsbedarf unversorgter kariöser und fehlender Zähne in Millionen von 1983 bis 2010 und Veränderung gegenüber 1983, oberes und unteres Szenario (Index 1983 = 100)

	unversorgte kariöse Zähne				fehlende Zähne			
	oberes Szenario		unteres Szenario		oberes Szenario		unteres Szenario	
Jahr	Zähne	Index	Zähne	Index	Zähne	Index	Zähne	Index
1983	172,8	100	172,8	100	151,3	100	151,3	100
1990	164,1	95	163,5	95	150,8	100	150,5	100
2000	154,4	89	151,5	88	151,9	100	150,3	100
2010	139,3	81	134,5	78	161,9	107	158,5	105

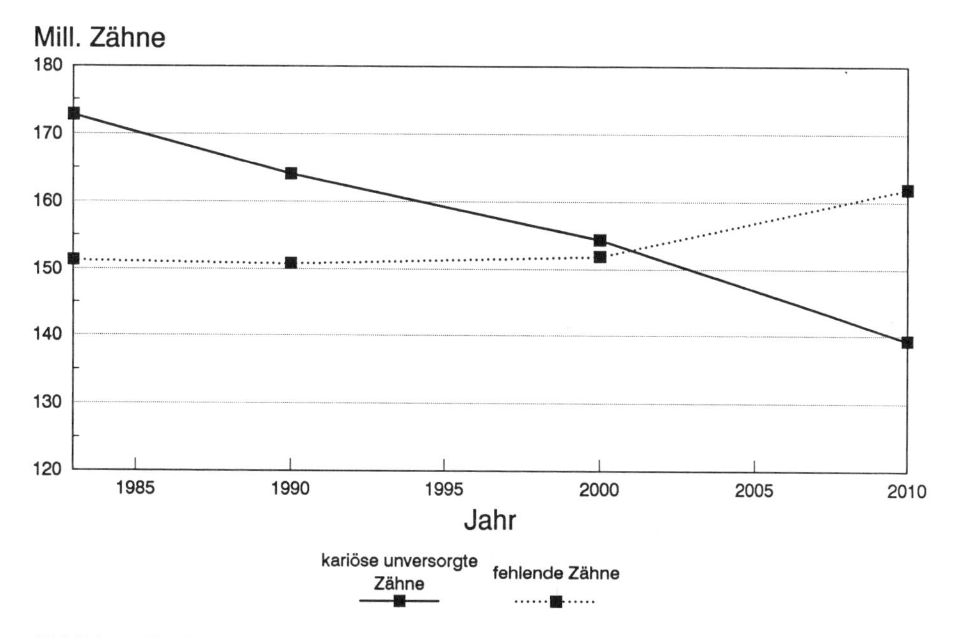

Abbildung 7: Zahl der kariösen unversorgten und fehlenden Zähne 1983 bis 2010, oberes Szenario

Der Zahnverlust im oberen Szenario steigt im Zeitraum von 1990 bis zum Jahre 2000 geringfügig von 150,8 Millionen auf 151,9 Millionen und erhöht sich bis zum Jahre 2010 auf 161,9 Millionen, eine Steigerung von 7,4% im Vergleich zu 1990. Das untere Szenario beschreibt einen Zahnverlust von 150,5 Millionen im Jahre 1990 und 158,5 Millionen Zähnen im Jahre 2010 (Tabelle 13). Wie Abbildung 7 zeigt, wird die Zahl der fehlenden Zähne nach dem Jahr 2000 über der Zahl kariöser unversorgter Zähne liegen (oberes Szenario). Unter Anwendung des unteren Szenarios wurden etwas geringere Werte erreicht.

Für die versorgten Zähne wurden der Saldo aus Neuzugängen und Verlusten je Altersgruppe ermittelt und zu einer Gesamtsumme addiert. Abbildung 8 zeigt ausgehend von einem Saldo von etwa 8,7 Millionen gefüllten Zähnen im Jahre 1983, daß dieser Wert bis zum Jahre 1990 im oberen Szenario auf 2,1 Millionen sinkt und danach negativ wird. Im Jahre 2010 ist der Verlust gefüllter Zähne größer als die Zahl der Neuzugänge. Der Saldo beträgt dann —22,7 Millionen Zähne. Der Wert des unteren Szenarios beträgt für das Jahr 2010 rund —23,7 Millionen Zähne.

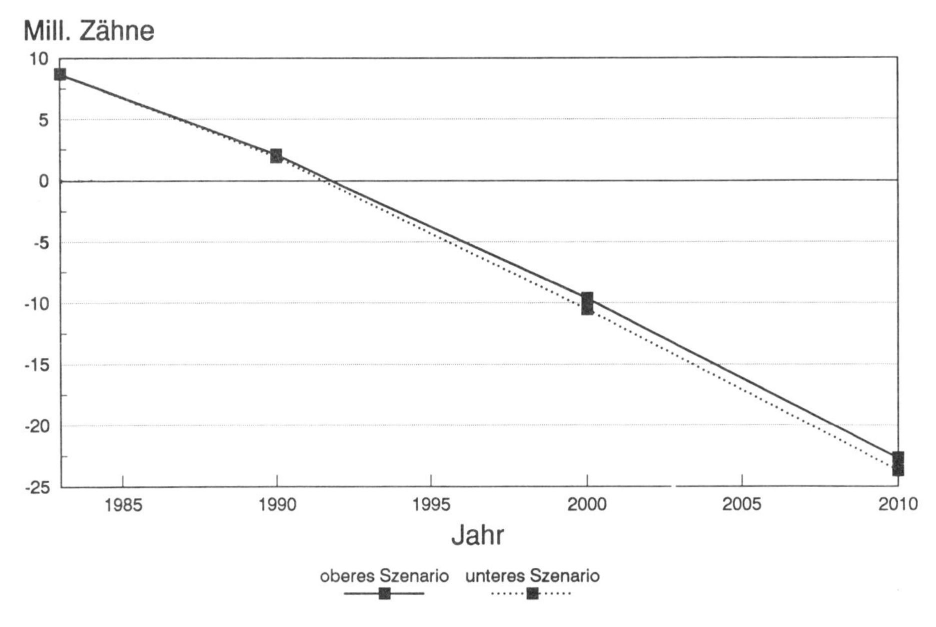

Abbildung 8: Saldo der gefüllten Zähne 1983 bis 2010, oberes und unteres Szenario

3.5 Ermittlung des zukünftigen Bedarfs an Parodontalbehandlungen

3.5.1 Material

Basis für die Fortschreibung der Struktur der Parodontalerkrankungen bildet die Untersuchung zur Parodontalgesundheit der Hamburger Bevölkerung (Ahrens, 1988). Als Morbiditätsindex wurde der „Community Periodontal-Index of Treatment Needs" (CPITN) herangezogen, der sich durch Schnelligkeit und Einfachheit bei der Befunderhebung auszeichnet (Reich et al., 1986). Der CPITN besitzt die möglichen Ausprägungen 0 bis 4 und wird gebißsextantenbezogen angewandt. Entsprechend dem Indexgrad kann auf die notwendige Parodontalbehandlung geschlossen werden (Tabelle 14).

Tabelle 15 zeigt die in Hamburg ermittelte Morbiditätsstruktur. Bei zunehmendem Alter verringert sich die Zahl der Gebißsextanten mit günstigen CPITN-Werten von 0 und 1, während die Sextanten mit den Indexwerten 3 und 4 mit steigendem Alter zunehmen. Die Sextantenzahl mit einem CPITN-Grad von 2 bleibt mit Ausnahme der jüngsten Altersgruppe nahezu konstant.

Tabelle 14: CPITN-Indexgrade und Behandlungsklassen zur Feststellung des Behandlungsbedarfs			
CPITN	Befund	Behandlungsklasse	Behandlung
0	gesundes Parodontalgewebe	0	keine PA-Behandlung
1	Blutung bei Sondierung	I	Mundhygieneinstruktion
2	Supra- und subgingivaler Zahnstein	II	Mundhygieneinstruktion, Zahnsteinentfernung, Wurzelglättung
3	Taschentiefe 4 bis 5 mm	II	
4	Taschentiefe > 6 mm	III	komplexe PA-Behandlung

Quelle: Frentzen und Nolden, 1987

Tabelle 15: Mittlere Anzahl von gesunden und kranken Sextanten nach CPITN-Grad und Altersgruppe					
	CPITN-Grad				
Altersgruppe	0	1	2	3	4
15 – 19 Jahre	2,3	2,0	1,3	0,4	0,03
20 – 24 Jahre	1,7	1,7	1,8	0,8	0,04
25 – 29 Jahre	1,3	1,5	1,9	1,2	0,13
30 – 34 Jahre	1,0	1,3	1,9	1,6	0,2
35 – 44 Jahre	0,9	1,2	1,9	1,8	0,4
45 – 54 Jahre	0,7	1,0	1,9	1,9	0,5
55 – 64 Jahre	0,7	0,8	1,8	2,0	0,7

Quelle: Ahrens et al., 1988

3.5.2 Methodik

Die in der Hamburger Parodontalstudie vorgefundene Morbiditätsstruktur wurde auf die zukünftige Bevölkerungsstruktur übertragen. Die bei der Fortschreibung der Kariesmorbidität angenommenen Prophylaxeeffekte konnten für die Parodontalkrankheiten jedoch nicht quantifiziert werden.

Wissenschaftlich besteht kein Zweifel darüber, daß Karies und entzündliche Veränderungen des Zahnhalteapparats plaqueabhängige Erkrankungen sind (Raetzke und Nehls, 1982). Verschiedene Studien belegen, daß durch verbesserte Mundhygiene die Plaque verringert und damit die Schwere parodontologischer Krankheiten, gemessen durch verschiedene Indizes (Gingivalindex, Sulkusblutungsindex etc.), reduziert werden kann (Axelsson, 1982; Trautner, 1982). Für die vorliegende Arbeit konnte allerdings keine Studie gefunden werden, die erhobene CPITN-Werte in Beziehung zur praktizierten Mundhygiene setzt. Deshalb wird für die Prognosejahre die Morbiditätsstruktur, wie sie in der Hamburger Studie erhoben wurde, sextantenbezogen fortgeschrieben.

3.5.3 Ergebnis

Wie in Abschnitt 3.5.1 erläutert, beziehen sich die in der Hamburger Parodontalstudie veröffentlichten CPITN-Werte auf Gebißsextanten. Um einen personenbezogenen Bedarf herzustellen, wurde die absolute Zahl der Gebißsextanten in einen prozentualen Anteil je Gebiß und Altersgruppe umgerechnet. Die so ermittelten Zahlen sind allerdings nur als Richtwerte zu betrachten, da mehr als ein Sextant pro Person und Altersgruppe einen CPITN-Grad 4 aufweisen kann.

Frentzen und Nolden empfehlen, für epidemiologische Fragestellungen den durchschnittlichen CPITN-Index je Proband dem des maximalen CPITN/Proband vorzuziehen (Frentzen und Nolden, 1987). Zur Beurteilung der Behandlungsbedürftigkeit nennen sie folgende Grenzwerte:

— Ein mittlerer CPITN-Wert von 0 bedarf keiner Behandlung.
— Ein mittlerer CPITN-Wert größer als 0 und kleiner als 2,8 führt zu Mundhygieneinstruktion und Zahnreinigung.
— Ein mittlerer CPITN-Wert über 2,7 oder mindestens ein Sextant mit einem Indexwert von 4 erfordert eine systematische Parodontalbehandlung.

Weil in sämtlichen Altersgruppen der CPITN-Wert 2 bei durchschnittlich mindestens einem Sextanten beobachtet wurde, ist die Fortschreibung der Behandlungsklasse I „Mundhygieneinstruktion" nicht erforderlich, da sie ebenfalls Bestandteil der Behandlungsklasse II ist (Tabelle 16).

Im oberen Szenario wird ein leichter Anstieg der Zahl der Parodontalbehandlungen nach Klasse II bis zum Jahr 2000 ermittelt, die im Jahr 2010 dann nur noch etwa 94 % des für 1990 berechneten Werts betragen wird. Die Zahl der systematischen Parodontalbehandlungen (Behandlungsklasse III) steigt bis zum Jahr 2000 auf ca. 2,6 Millionen und geht danach auf etwa 2,5 Millionen zurück. Tabelle 16 zeigt die absolute und prozentuale Entwicklung der Zahl der Behandlungen im Prognosezeitraum.

Als Ausdruck des in Abschnitt 3.1 erwähnten subjektiven Bedarfs kann als Beispiel eine Berliner Studie herangezogen werden. Bei einer epidemiologischen Untersuchung des Parodontalzustandes bei 143 Probanden im Alter

Tabelle 16: Behandlungsbedarf in Millionen nach Parodontalbehandlungsklassen 1990 bis 2010 und Veränderung gegenüber 1990, oberes und unteres Szenario (Index 1990 = 100)

	Behandlungsklasse II				Behandlungsklasse III			
	oberes Szenario		unteres Szenario		oberes Szenario		unteres Szenario	
Jahr	Zähne	Index	Zähne	Index	Zähne	Index	Zähne	Index
1990	11,5	100	11,5	100	2,4	100	2,4	100
2000	11,6	100	11,5	100	2,6	105	2,5	104
2010	10,9	94	10,5	91	2,5	101	2,4	98

von 45 bis 54 Jahren wurde für 66 Personen eine Behandlungsbedürftigkeit der Klasse II und für 77 Personen eine Behandlungsbedürftigkeit der Klasse III festgestellt (Hohlfeld und Bernimoulin, 1986). In einer zusätzlichen Befragung ermittelten die Autoren, daß 60% der Probanden einer erforderlichen chirurgischen Parodontalbehandlung nicht zustimmen würden. 76% der Befragten lehnten eine Parodontalbehandlung ab, wenn sie ästhetische Nachteile wie freiliegende Zahnhälse zur Folge hätte.

3.6 Vorschlag zur Ermittlung des zukünftigen prothetischen Bedarfs

Wie aus der Fortschreibung der Kariesmorbidität hervorgeht, sinkt der Bedarf an konservierend-chirurgischen Leistungen mit zunehmendem Alter durch den Rückgang kariöser unversorgter und gefüllter Zähne. Der steigende Anteil fehlender Zähne führt zu einem erhöhten Prothetikbedarf. Für die Schätzung des prothetischen Versorgungsgrads der Bevölkerung konnten keine repräsentativen Untersuchungen gefunden werden. Dennoch sollen hier zwei Untersuchungen zum prothetischen Versorgungsgrad innerhalb der Bevölkerung erwähnt werden.

Freesmeyer und Jaron (1983) untersuchten im Jahre 1980 bei 272 Soldaten einer Bundeswehreinheit den prothetischen Behandlungsbedarf und Versorgungsgrad. Dabei stellten sie fest, daß „5,1% der Probanden mit Onlays, 21,7% mit Kronen, 16,9% mit einer oder mehreren Brücken und 6,3% mit partiellem Zahnersatz" versorgt waren. Für die Behandlungsbedürftigkeit kamen sie zu dem Ergebnis, daß „28,2% ... keinen prothetischen Ersatz, 19,5% eine, 14,9% zwei, 13% vier und 0,4% maximal 10-14 prothetische Behandlungseinheiten" benötigten. Weiterhin stellten sie eine Korrelation der prothetischen Behandlungsbedürftigkeit zur Höhe des beobachteten DMF-T-Indexes fest.

A Antagonistischer Kontakt in allen vier Stützzonen

Gruppe A1	Gruppe A2	Gruppe A3
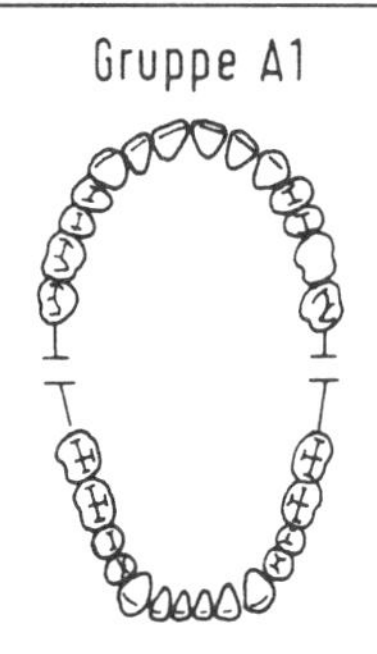	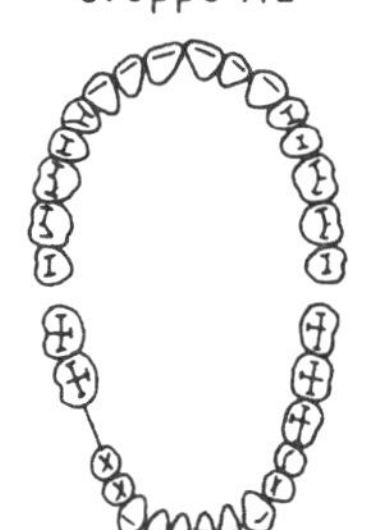	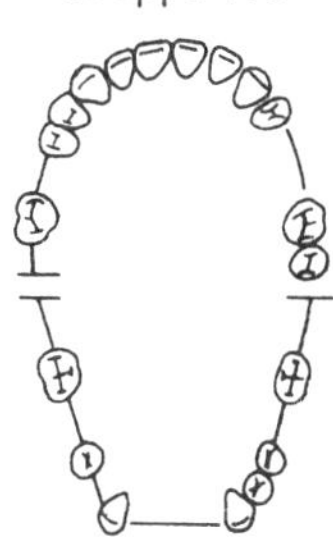
Beide Kiefer vollbezahnt, einzelne Zähne geschädigt, aber wieder aufbaufähig	Ein Kiefer vollbezahnt, ein Kiefer mit zahnbegrenzten Lücken	Beide Kiefer mit Lücken, volle Abstützung in vier Stützzonen

B Antagonistischer Kontakt nicht in allen vier Stützzonen

Gruppe B1	Gruppe B2	Gruppe B3	Gruppe B4
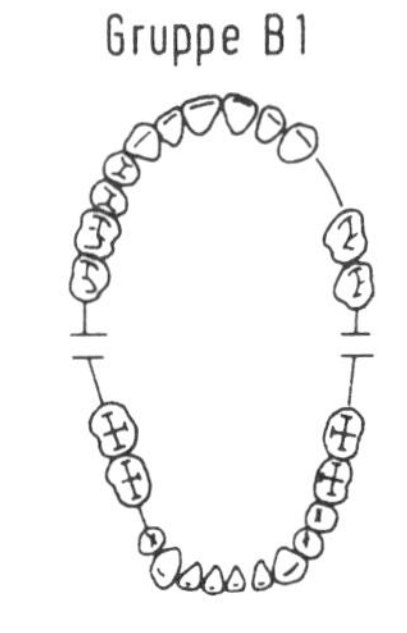	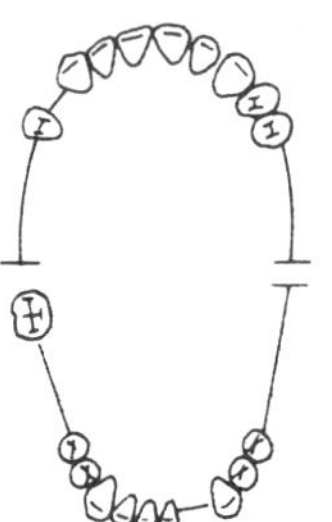	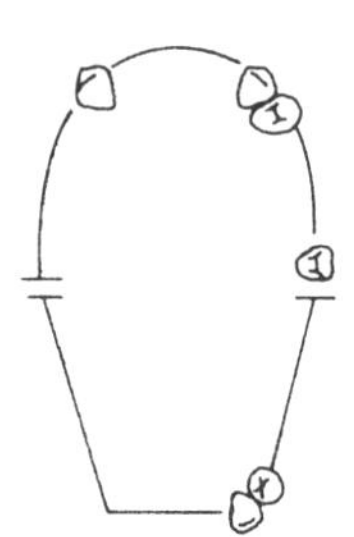	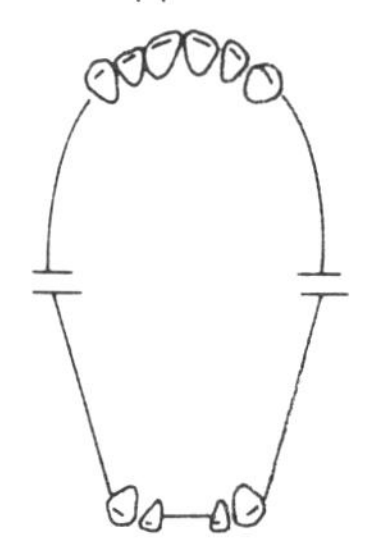
Antagonistischer Kontakt in drei Stützzonen	Antagonistischer Kontakt in zwei Stützzonen	Antagonistischer Kontakt in einer Stützzone	Antagonistischer Kontakt außerhalb der Stützzonen

C Kein antagonistischer Kontakt

Gruppe C1	Gruppe C2	Gruppe C3
	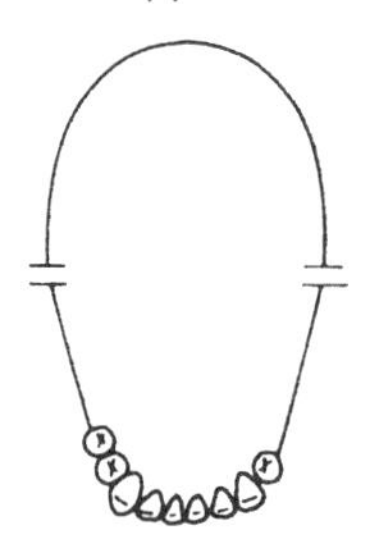	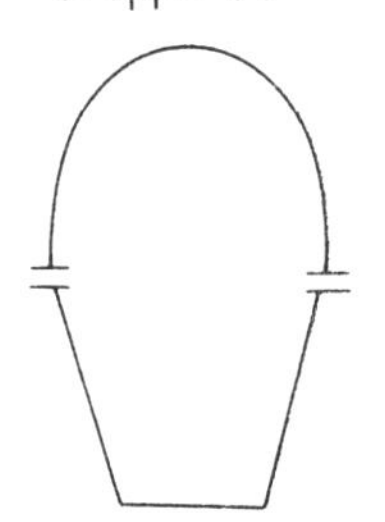
Restzähne in beiden Kiefern ohne antagonistischen Kontakt	Ein Kiefer unbezahnt, Zähne im anderen Kiefer	Beide Kiefer unbezahnt

Abbildung 9: Gruppeneinteilung der Lückengebisse für Prothetik (Eichner)
Quelle: Eichner und Blume, 1987

Eichner und Blume (1987) werteten in einer klinischen Untersuchung von 1 000 Berliner Patienten den prothetischen Versorgungsgrad und die Versorgungsbedürftigkeit aus. Die Altersverteilung der Patienten, beginnend mit 15 Jahren, entspricht der Altersverteilung der Berliner Gesamtbevölkerung.

Die untersuchten Gebisse wurden in die Befundgruppen nach Eichner eingeteilt. Diese Befundgruppen differenzieren die Gebisse nach der Art des antagonistischen Kontakts. Abbildung 9 zeigt die drei großen Klassen A bis C mit den jeweiligen Untergruppen. Eichner und Blume stellten fest, daß „trotz relativ großer Altersspanne innerhalb der Gruppen ... in den A-Gruppen die jüngeren Patienten überwiegen, während in den B-Gruppen das mittlere Alter zwischen 45 und 60 Jahren liegt und in den C-Gruppen 65 Jahre übersteigt“. Weiterhin wurde das Verhältnis zwischen den ersetzten und fehlenden Zähnen, also der Versorgungsgrad, ermittelt sowie die prozentualen Anteile der Zahnersatzarten „festsitzend“, „herausnehmbar“ und „kombinierter Zahnersatz“ an den vollständig versorgten Gebissen errechnet.

Aus dieser Veröffentlichung konnte kein Bedarf an prothetischen Leistungen ermittelt werden, da keine Daten über die relative Verteilung der Befundgruppen nach Altersklassen genannt wurden.

4 Nachfrage nach konservierend-chirurgischen Behandlungen und Parodontalbehandlungen

4.1 Zukünftige Nachfrage nach konservierenden und chirurgischen Behandlungen

4.1.1 Material

Die für die Fortschreibung einer altersgruppenspezifischen Inanspruchnahme notwendigen Daten wurden der Veröffentlichung des Modellversuchs der Voith Betriebskrankenkasse Heidenheim (Georg et al., 1985) entnommen. In diesem Modellversuch wurde in den Jahren 1981 bis 1984 das Inanspruchnahmeverhalten einer Stichprobe aus dem Mitglieder- und Familienangehörigenbestand der Betriebskrankenkasse sowie der auf jeden Patienten entfallende Leistungsumfang ermittelt. Aufgrund der Altersstruktur der Stichprobe wurde auf diese Inanspruchnahmedaten für prognostische Berechnungen zurückgegriffen. Tabelle 17 zeigt die Altersschichtung der über vier Jahre insgesamt beobachteten Versicherten nach Geschlecht.

Tabelle 17: Versichertenstichprobe der Voith-Betriebskrankenkasse nach Alter und Geschlecht

Altersgruppe	Versicherte		Inanspruchnahme		Inanspruchnahme je Versicherten in Prozent	
	männlich	weiblich	männlich	weiblich	männlich	weiblich
–14	763	722	663	609	86,9	84,3
15–19	360	258	281	158	78,1	61,2
20–24	255	149	241	135	94,5	90,6
25–29	279	220	206	143	73,8	65,0
30–34	246	194	193	148	78,5	76,3
35–39	253	205	222	158	87,7	77,1
40–44	327	235	327	219	100,0	93,2
45–49	396	261	326	189	82,3	72,4
50–54	378	294	317	215	83,9	73,1
55–59	384	272	264	188	68,8	69,1
60–64	318	282	184	198	57,9	70,2
65–69	164	200	128	146	78,0	73,0
70–	411	499	200	204	48,7	40,9
gesamt	4534	3791	3552	2710	–	–

Quelle: Georg et al., 1985

Tabelle 18: Abgerechnete Behandlungsscheine und Leistungspositionen für konservierende und chirurgische Behandlungen der Versichertenstichprobe der Voith-Betriebskrankenkasse nach Alter und Geschlecht, 1981 bis 1984

Altersgruppe	Abrechnungsfälle		Leistungen		Leistungen/ Abrechnungsfall	
	männlich	weiblich	männlich	weiblich	männlich	weiblich
– 14	2706	2832	11381	11995	4,2	4,2
15 – 19	1370	1002	7864	5272	5,7	5,3
20 – 24	840	511	7006	3483	8,3	6,8
25 – 29	863	591	6461	3958	7,5	6,7
30 – 34	782	670	5574	4681	7,1	7,0
35 – 39	824	664	5731	4569	7,0	6,9
40 – 44	1101	919	7490	6186	6,8	6,7
45 – 49	1353	884	9339	5639	6,9	6,4
50 – 54	1325	889	9131	6024	6,9	6,8
55 – 59	1255	835	8095	5575	6,5	6,7
60 – 64	1089	934	6792	5620	6,2	6,0
65 – 69	1269	1278	6765	7218	5,3	5,6
70 –	–	–	–	–	–	–
gesamt	14777	12009	91629	70220	6,2	5,8

Quelle: Georg et al., 1985

Die Abweichung der Altersstruktur der Stichprobe von der Altersstruktur der Bundesrepublik Deutschland hat keine Auswirkungen auf die Aussagen der Inanspruchnahmedaten, da Alterseffekte berücksichtigt worden sind (Georg et al., 1985). Für die einzelnen Altersgruppen wurden die in Tabelle 18 gezeigten geschlechtsspezifischen Inanspruchnahmedaten ermittelt.

Neben der Zahl der abgerechneten Behandlungsscheine wurde zusätzlich die Anzahl der abgerechneten Leistungspositionen je Abrechnungsfall erhoben. Diese Zahl wird in der Prognose der zukünftigen Nachfrage als Anhaltspunkt für den Behandlungsumfang herangezogen. Sie läßt allerdings keine Aussagen über den durchschnittlich erreichten Punktwert je Abrechnungsfall zu.

4.1.2 Methodik

Um eine konsistente Altersgliederung zu erhalten, die es erlaubt, Inanspruchnahme- und Leistungsdaten unter Berücksichtigung der ermittelten Entwicklung der Morbiditätsstruktur fortzuschreiben, wurde die Altersgruppengliederung der im Bedarfsmodul gewählten Altersgruppierung angepaßt. Unter der Annahme, daß das Inanspruchnahmeverhalten der Gesamtbevölkerung gleich der Inanspruchnahme der Versichertenstichprobe ist, er-

Tabelle 19: Inanspruchnahmequoten und Leistungspositionen je Abrechnungsfall nach Alter und Geschlecht

Altersgruppe	proz. Inanspruchnahme männlich	proz. Inanspruchnahme weiblich	Leistungen/Fall männlich	Leistungen/Fall weiblich
– 14	86,9	84,3	4,2	4,2
15 – 24	84,9	72,0	6,7	5,8
25 – 34	76,0	70,3	7,3	6,9
35 – 44	94,7	85,7	6,9	6,8
45 – 54	83,1	72,8	6,9	6,6
55 – 64	63,8	69,7	6,4	6,3
65 –	57,0	50,1	5,3	5,6

geben sich die in Tabelle 19 aufgeführten alters- und geschlechtsbezogenen Inanspruchnahmequoten.

Aus den Zahlen der Tabelle 20 wird deutlich, daß das Inanspruchnahmeverhalten einen anderen querschnittlichen Verlauf aufweist als der Umfang der Behandlung.

Der Behandlungsumfang, ausgedrückt durch die Zahl der Leistungen je Fall, erreicht in der Altersgruppe der 25- bis 34jährigen seinen höchsten Wert und verringert sich dann kontinuierlich in den höheren Altersgruppen. Die prozentuale Inanspruchnahme sinkt in den jüngeren Altersgruppen, besitzt in der Altersgruppe der 35- bis 44jährigen ihren höchsten Wert und sinkt dann mit zunehmendem Alter. Diese Entwicklung zeigt die Abhängigkeit des Behandlungsumfangs von der altersbezogenen Entwicklung der Zahnmorbidität und macht deshalb die Berücksichtigung der zukünftigen Morbiditätsentwicklung in der Prognose notwendig.

Für die Fortschreibung der Nachfrage wurde daher eine konstante Inanspruchnahmequote angenommen. In der Prognose des Behandlungsumfangs ist dagegen eine abnehmende Morbidität in den zwei jüngsten Altersgruppen berücksichtigt. Dabei wird der Morbiditätsrückgang durch die im Bedarfsmodul errechnete Entwicklung der Zahl der kariösen unversorgten Zähne in den Altersgruppen bestimmt. Durchschnittlich verringert sich diese Zahl um 20%. Der auf die betreffenden Altersgruppen entfallende Behandlungsumfang wurde um diesen Anteil reduziert und ist als unterste Grenze des Bereichs anzusehen, in dem sich die Zahl der abgerechneten Leistungspositionen entwickelt.

4.1.3 Ergebnis

Die zeitliche Entwicklung der Zahl abgerechneter Behandlungsfälle von 1977 bis 1988 wurde der Abrechnungsstatistik der Kassenzahnärztlichen Bundesvereinigung (KZBV, 1989) entnommen. Bis 1987 verlief die Zahl der mit den RVO- und Ersatzkassen abgerechneten Fälle im wesentlichen konstant und betrug im Durchschnitt nahezu 46,6 Millionen. 1988 wurde jedoch eine Inanspruchnahme von rund 52,5 Millionen beobachtet, was eine Steigerung von 12,7% gegenüber dem Durchschnitt bedeutet (Abbildung 10). Ein Grund hierfür kann die im gleichen Jahr höhere Inanspruchnahme von Prothetikbehandlungen sein, die zu einer erhöhten Realisierung des Behandlungsbedarfs im konservierenden und chirurgischen Bereich führte.

Da zur Zeit keine gesicherten Aussagen über das Niveau der Zahl der Abrechnungsfälle für das Jahr 1989 im konservierenden und chirurgischen Bereich getroffen werden können, wurde die zukünftige Nachfrage zusätzlich mit einer um 12,7% höheren Fallzahl dargestellt.

Für 1990 kommt es unter der Annahme eines Inanspruchnahmeniveaus, wie es zwischen 1977 und 1987 zu beobachten war, zu einer Zahl von 46,3 Millionen Abrechnungsfällen. Bis 2010 wird die Fallzahl um 6% auf 43,5 Millionen zurückgehen. Bleibt die Zahl der Abrechnungsfälle weiterhin auf dem Niveau des Jahres 1988, wird die Fallzahl von 52,2 Millionen auf etwa 49 Millionen sinken.

Es wurde angenommen, daß sich durch eine Morbiditätsreduktion das Inanspruchnahmeverhalten nicht wesentlich ändern wird. Die zukünftige Zahl der

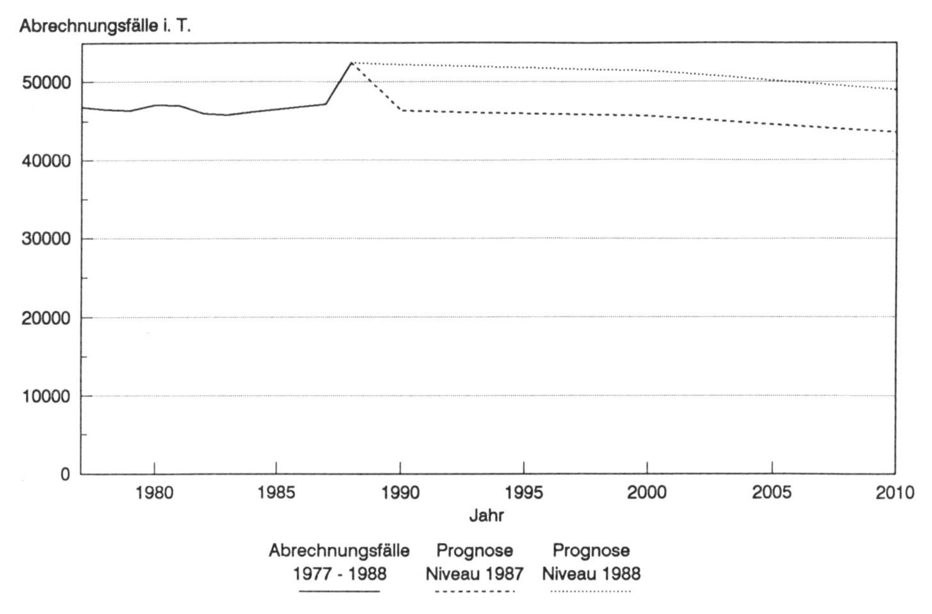

Abbildung 10: Allgemeine, konservierende und chirurgische Behandlungen 1977—1988 und Prognose bis 2010
Quelle: KZBV, 1989 und eigene Berechnungen

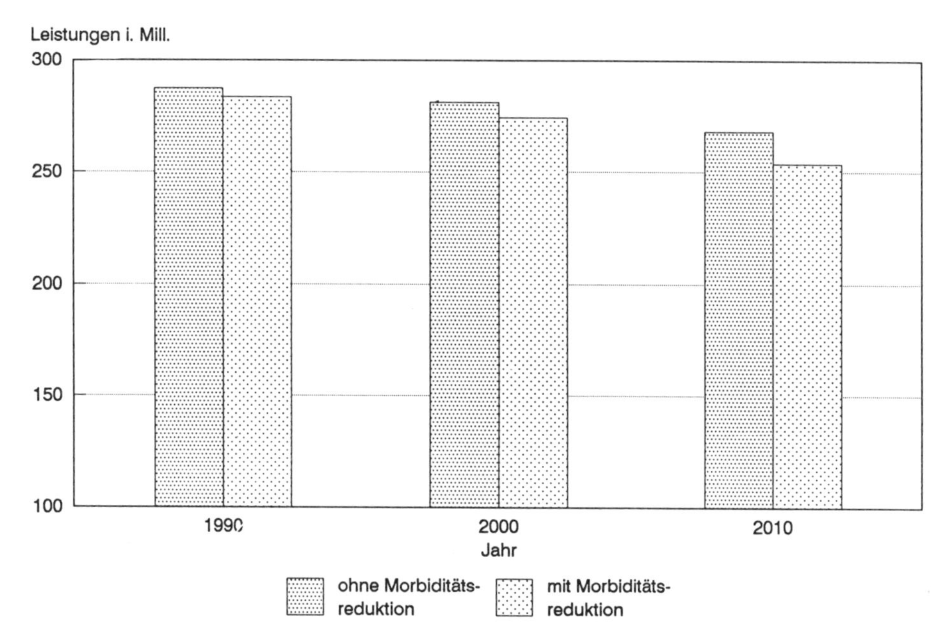

Abbildung 11: Leistungen im konservierenden und chirurgischen Bereich in den Jahren 1990, 2000 und 2010

Abrechnungsfälle wird deshalb allein durch die sich ändernde Altersstruktur der Bevölkerung bestimmt. Allerdings wird sich der Kariesrückgang auf den zukünftigen Behandlungsumfang auswirken, da von den Zahnärzten weniger Leistungen im konservierend-chirurgischen Bereich erbracht werden müssen.

Für die Zahl aller abgerechneten Leistungspositionen konnte die erhöhte Fallzahl im Jahr 1988 nicht berücksichtigt werden, da die Mehrinanspruchnahme nicht den Altersgruppen zuzuordnen war. Für 1990 wurde ein Behandlungsumfang von insgesamt 287,2 Millionen abgerechneten Leistungen ermittelt. Durch eine Morbiditätsreduktion von etwa 22% in der jüngsten Altersgruppe verringert sich die Zahl um 3,8 Millionen Leistungen auf rund 283,4 Millionen (Abbildung 11).

Im Jahr 2010 würden allein durch die Änderung der Altersstruktur nur noch 268,1 Millionen Leistungen abgerechnet. Unter Berücksichtigung eines insgesamt verbesserten Mundgesundheitsstatus in den zwei jüngsten Altersgruppen geht die Zahl auf 253,6 Millionen zurück. Das entspricht einem Rückgang von 10% gegenüber dem Jahr 1990.

4.2 Zukünftige Nachfrage nach Parodontalbehandlungen

4.2.1 Material

Die Ermittlung der zukünftigen Nachfrage nach Parodontalbehandlungen basiert auf der Bedarfsschätzung, die im Abschnitt 3.5 vorgenommen wurde. Als Datengrundlage diente die repräsentative Hamburger Parodontalstudie (Ahrens et al., 1988) und eine Patientenbefragung von Hohlfeld und Bernimoulin (1986) zur Bereitschaft von Patienten, sich einer notwendigen Parodontalbehandlung zu unterziehen. Zur Bildung einer Zeitreihe wurde auf die Abrechnungsstatistik der Kassenzahnärztlichen Bundesvereinigung (1989) zurückgegriffen.

4.2.2 Methodik

Um die altersgruppenspezifische Zahl der erkrankten Gebißsextanten nach CPITN-Schweregrad in einen personenbezogenen Wert umzurechnen, wurde für die Ermittlung der zukünftigen Nachfrage der absolute Wert in einem prozentualen Anteil je Person und Altersgruppe bestimmt. Wenn in der Altersgruppe der 55- bis 64jährigen jede Person durchschnittlich 0,7 erkrankte Gebißsextanten nach CPITN-Grad 4 aufweist, wird angenommen, daß 11,67% der Personen dieser Altersgruppe den Bedarf Parodontalbehandlung der Klasse III aufweisen. Mit diesen prozentualen Bedarfszahlen wurde ein Gesamtbedarf für den Prognosezeitraum ermittelt (Tabelle 20).

Die Hochrechnung im oberen Bevölkerungsszenario ergibt eine maximale Zahl von 2,56 Millionen, im unteren Szenario eine Zahl von 2,52 Millionen notwendigen Parodontalbehandlungen für das Jahr 2000 und etwa 2,45 Millionen Behandlungen für das Jahr 2010.

Zur Prognose der Behandlungsnachfrage wurde ein logistisches Sättigungsmodell verwendet. Ausgehend von einem maximalen Bedarf von 2,5 Millionen Parodontalbehandlungen innerhalb des Prognosezeitraums wurde zur

Tabelle 20: Mittlere Gebißsextantenzahl mit CPITN-Grad 4 und prozentualer Anteil nach Altersgruppen

Altersgruppe	Sextanten mit CPITN-Grad 4	prozentualer Anteil
15–19	0,03	0,50
20–24	0,04	0,67
25–29	0,13	2,17
30–34	0,20	3,33
35–44	0,40	6,67
45–54	0,50	8,33
55–64	0,70	11,67

Tabelle 21: Angenommene Nachfragequoten in Prozent und geschätzte Sättigungsgrenzen in Millionen Parodontalbehandlungen		
Prognoserechnung	Wirksame Nachfrage in %	Sättigungsgrenze in Millionen Parodontalbehandlungen
A	25	0,65
B	40	1,0
C	50	1,25

Ermittlung von Sättigungsgrenzen die von Hohlfeld und Bernimoulin (1986) genannte Nachfragequote, die sich zwischen 25 % und 40 % bewegt, herangezogen. Da die Zahl der Parodontalbehandlungen auch von der Möglichkeit der Zahnärzte abhängt, Parodontalbehandlungen durchzuführen (Herforth, 1986), wurde zusätzlich eine Prognose mit einer Bedarfsrealisierung von 50 % erstellt. Demnach wurden die Sättigungsgrenzen von 0,65 Millionen (Prognoserechnung A), 1,0 Millionen (Prognoserechnung B) und 1,25 Millionen (Prognoserechnung C) angenommen (Tabelle 21). Als Prognosebasis gingen die Zahlen der Abrechnungsstatistik der Kassenzahnärztlichen Bundesvereinigung für die Jahre 1977 bis 1988 in das logistische Modell ein.

4.2.3 Ergebnis

Im Zeitraum von 1977 bis 1988 verdreifachte sich die Zahl der mit den RVO- und Ersatzkassen abgerechneten Parodontalbehandlungen von 101600 auf 306800. Die jährliche Steigerungsrate der Abrechnungsfälle ging in diesem Zeitraum jedoch zurück und lag 1988 bei 5,1 % gegenüber 1987.

Unter der Annahme, daß der Behandlungsbedarf zu 40 % in eine Behandlungsnachfrage umgesetzt wird, werden für das Jahr 2000 etwa 684000 nachgefragte Parodontalbehandlungen prognostiziert, was gegenüber der Zahl von 1988 einer Steigerung von 223 % entspricht. Bis 2010 steigt die Zahl auf rund 880650 und liegt damit um 129 % über dem für das Jahr 2000 prognostizierten Wert (Tabelle 22).

Bei einer 25%igen Nachfrage ergibt sich für das Jahr 2000 eine Zahl von 550260 nachgefragten Parodontalbehandlungen, die um 179 % höher ist als im Jahre 1988. Bis zum Jahr 2010 würde die Sättigungsgrenze von 650000 Behandlungen mit einem Wert von 622760 fast erreicht, so daß die Steigerung gegenüber dem Jahr 2000 nur noch 113 % beträgt (Tabelle 22).

Die Prognosevariante mit einer Nachfrage von 50 % des ermittelten Bedarfs ist als oberste Grenze des Bereichs anzusehen, in dem sich die zukünftige Entwicklung bewegen wird. Mit rund 746000 Behandlungen im Jahr 2000 beträgt sie fast das 2,5fache des 1988 erreichten Werts. Bis zum Jahr 2010 steigt sie um 138 % auf über eine Million nachgefragter Parodontalbehand-

Tabelle 22: Mit RVO- und Ersatzkassen abgerechnete Parodontalbehandlungen und Prognose, absolute Zahlen und prozentuale Veränderung gegenüber dem Vorjahr

Jahr	Abgerechnete Parodontalbehandlungen, ab 1989 Prognose mit Sättigungsgrenze von 1 Mio. Behandlungen		Prognose mit Sättigungsgrenze von 650000 Behandlungen		Prognose mit Sättigungsgrenze von 1,25 Mio. Behandlungen	
	absolut	in v. H. ggü. Vorjahr	absolut	in v. H. ggü. Vorjahr	absolut	in v. H. ggü. Vorjahr
1977	101600	–	–	–	–	–
1978	123100	21,2	–	–	–	–
1979	144200	17,1	–	–	–	–
1980	159600	10,7	–	–	–	–
1981	179800	12,7	–	–	–	–
1982	198700	10,5	–	–	–	–
1983	227100	14,3	–	–	–	–
1984	254700	12,2	–	–	–	–
1985	264300	3,8	–	–	–	–
1986	275100	4,1	–	–	–	–
1987	291900	6,1	–	–	–	–
1988	306800	5,1	306800	–	306800	–
1989	359638	17,2	348327	13,5	363502	18,5
1990	388341	8,0	371157	6,6	394333	8,5
1991	417841	7,6	393532	6,0	426521	8,2
1992	447940	7,2	415247	5,5	459923	7,8
1993	478425	6,8	436122	5,0	494371	7,5
1994	509072	6,4	456009	4,6	529670	7,1
1995	539651	6,0	474789	4,1	565602	6,8
1996	569934	5,6	492379	3,7	601935	6,4
1997	599703	5,2	508729	3,3	638424	6,1
1998	628753	4,8	523818	3,0	674823	5,7
1999	656902	4,5	537651	2,6	710884	5,3
2000	683988	4,1	550256	2,3	746372	5,0
2001	709881	3,8	561679	2,1	781065	4,6
2002	734476	3,5	571980	1,8	814761	4,3
2003	757698	3,2	581226	1,6	847285	4,0
2004	779498	2,9	589493	1,4	878486	3,7
2005	799855	2,6	596856	1,2	908245	3,4
2006	818770	2,4	603395	1,1	936471	3,1
2007	836263	2,1	609184	1,0	963103	2,8
2008	852372	1,9	614296	0,8	988104	2,6
2009	867147	1,7	618801	0,7	1011467	2,4
2010	880652	1,6	622763	0,6	1033203	2,1

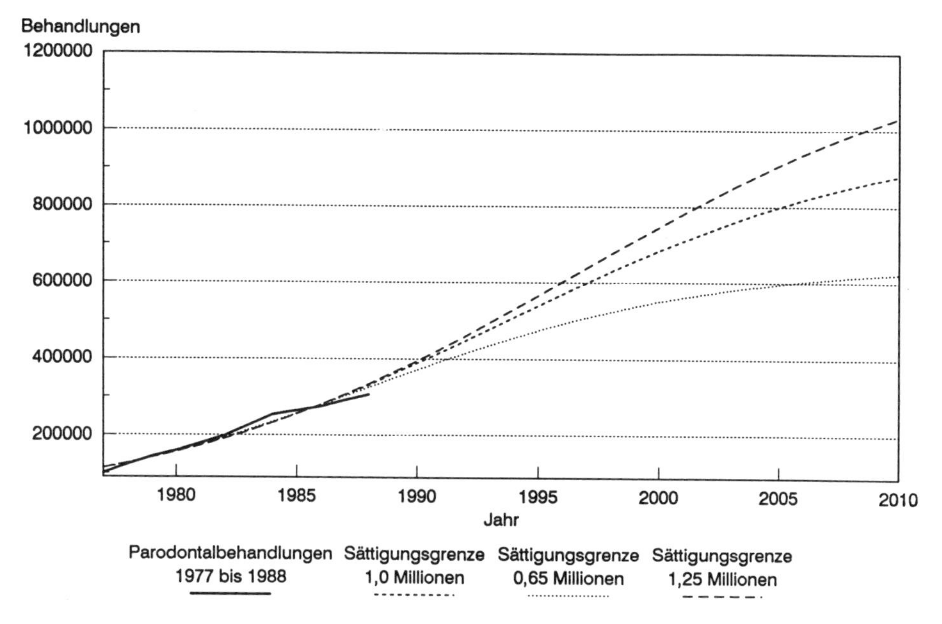

Abbildung 12: Mit RVO- und Ersatzkassen abgerechnete Parodontalbehandlungen von 1977 bis 1988 und Prognosevarianten bis 2010

lungen. Abbildung 12 veranschaulicht die Entwicklung von 1977 bis 1988 sowie die drei Prognosevarianten bis zum Jahr 2010.

4.3 Auswirkungen auf behandelnd tätige Zahnärzte

4.3.1 Konservierender und chirurgischer Bereich

Für die folgenden Berechnungen wurden in eigener Praxis niedergelassene Zahnärzte, Praxisvertreter und Assistenten sowie beamtete Zahnärzte unter der Bezeichnung „behandelnd tätige Zahnärzte“ zusammengefaßt. Die Abrechnungsfälle und Leistungspositionen umfassen nur kassenzahnärztliche Behandlungen. Privatleistungen wurden nicht berücksichtigt.

Die Zahl der Abrechnungsfälle im konservierenden und chirurgischen Bereich wird im Prognosezeitraum abnehmen. Die Zahl von 46,3 Millionen Abrechnungsfällen bedeutet umgerechnet auf die prognostizierte Zahl von rund 43 500 behandelnd tätigen Zahnärzten im Jahr 1990, daß im Durchschnitt etwa 1 100 Abrechnungsfälle auf einen behandelnd tätigen Zahnarzt entfallen. Dieser Wert wird bis zum Jahr 2010 für 69 200 behandelnd tätige Zahnärzte um 41 % auf fast 600 Abrechnungsfälle sinken (Abbildung 13).

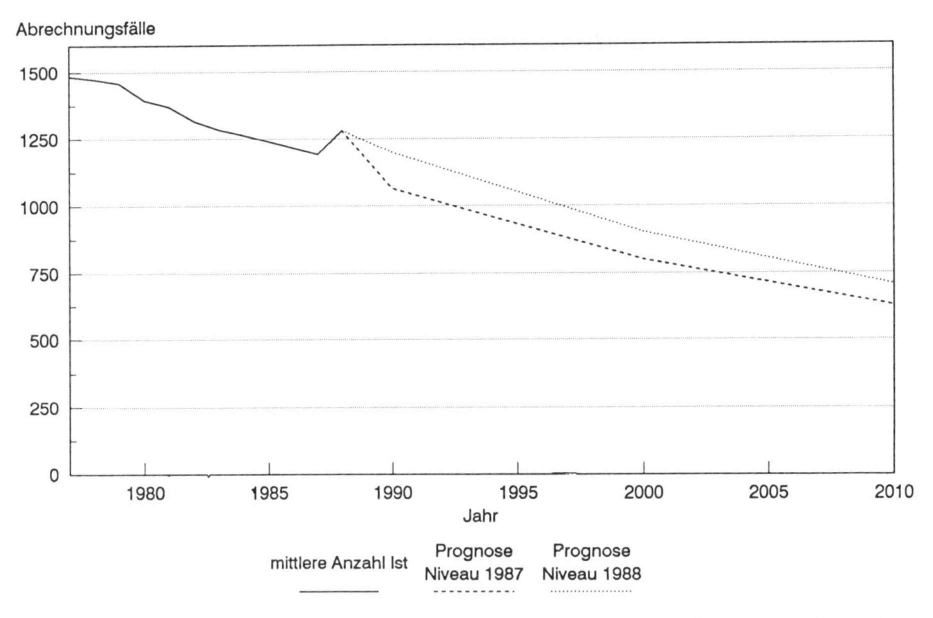

Abbildung 13: Durchschnittliche Zahl von Abrechnungsfällen im konservierenden und chirurgischen Bereich je behandelnd tätigem Zahnarzt 1977 bis 1988 und Prognose bis 2010

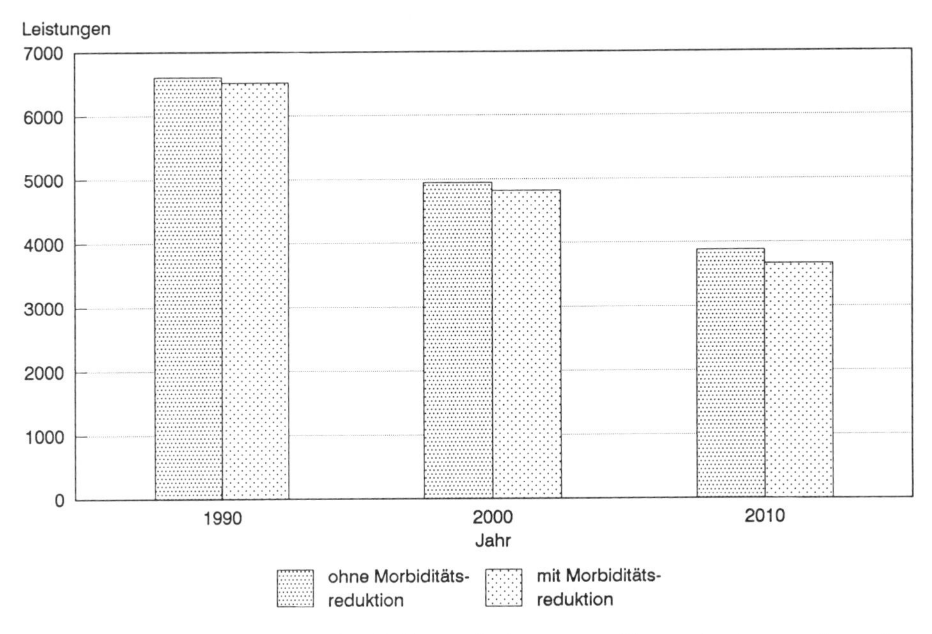

Abbildung 14: Durchschnittliche Zahl von Leistungspositionen im konservierenden und chirurgischen Bereich je behandelnd tätigem Zahnarzt, 1990 bis 2010

Verläuft die Entwicklung der Fallzahlen weiterhin von dem Niveau von 1988 aus, ergibt sich für 1990 eine Zahl von 1200 Abrechnungsfällen, die bis zum Jahr 2010 auf 700 Fälle je behandelnd tätigem Zahnarzt zurückgeht.

Für 1990 wird eine durchschnittliche Zahl von etwa 6600 Leistungen je behandelnd tätigem Zahnarzt ermittelt. Dieser Wert wird bis zum Jahr 2010 auf rund 3900 Leistungen je Zahnarzt sinken (Abbildung 14).

Wird ein Rückgang der Kariesmorbidität in Höhe von etwa 22% in die Berechnungen mit einbezogen, ergibt sich für 1990 ein durchschnittlicher Wert von ca. 6500 Leistungen, der bis zum Jahr 2010 um 44% auf nahezu 3700 Leistungen je behandelnd tätigem Zahnarzt zurückgehen wird.

4.3.2 Parodontalbehandlungen

Im Bereich der Parodontalbehandlungen kommt es je nach Prognoserechnung zu unterschiedlichen Entwicklungen (Tabelle 22). Bei einer 40%igen Realisierung des Behandlungsbedarfs steigt die Zahl der durchschnittlich auf einen behandelnd tätigen Zahnarzt entfallenden Parodontalbehandlungen von 3,6 im Jahre 1977 auf 9,7 Behandlungen im Jahr 2000. Dieser Wert geht bis zum Jahr 2010 auf 9,0 Behandlungen zurück.

Unter der Annahme einer Sättigungsgrenze von einer Million Parodontalbehandlungen steigt die mittlere Behandlungszahl je behandelnd tätigem

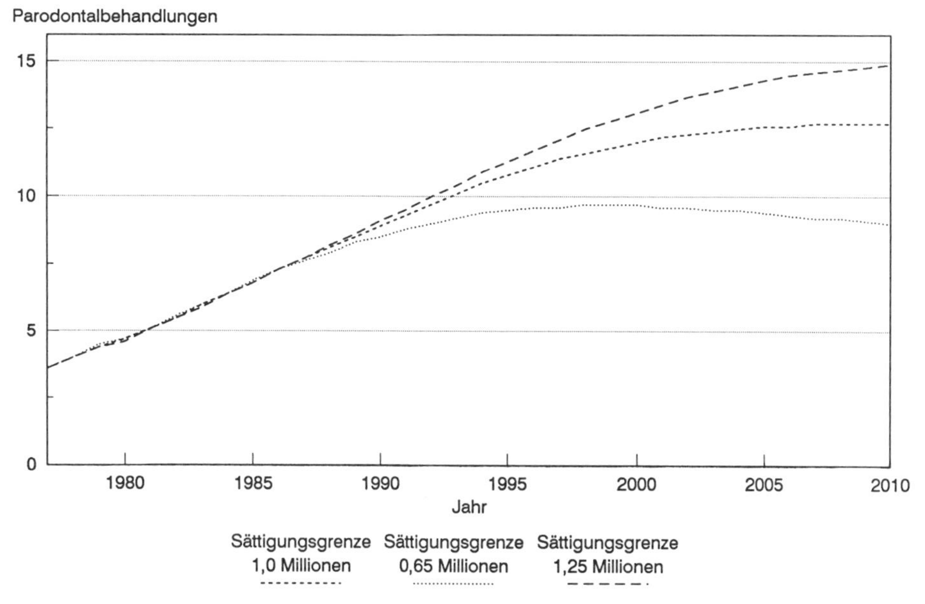

Abbildung 15: Durchschnittliche Zahl von Parodontalbehandlungen je behandelnd tätigem Zahnarzt, 1977 bis 1988 und Prognose bis 2010

Zahnarzt bis zum Jahr 2007 auf 12,7 Behandlungen. Die weitere Entwicklung wird aufgrund der steigenden Zahl von Zahnärzten eine rückläufige Tendenz annehmen (Abbildung 15).

Bei einer 50%igen Bedarfsrealisierung werden innerhalb des gesamten Prognosezeitraums positive Zuwachsraten erreicht. Allerdings wird die Steigerung von dem Jahr 2000 an nur noch 0,1 Behandlungen je Zahnarzt betragen.

5 Zusammenfassung

Das Forschungsvorhaben „Bedarf an Zahnärzten bis zum Jahr 2010" setzt sich zusammen aus der Ermittlung des Angebots an Zahnärzten, des Behandlungsbedarfs bei Zahnkaries und Parodontopathien sowie der Inanspruchnahme konservierend-chirurgischer Leistungen und Parodontalbehandlungen im Prognosezeitraum von 1987 bis zum Jahr 2010.

Zur Berechnung des zukünftigen Angebots an Zahnärzten wurde das „Prognosemodell Zahnärzte" des Instituts für Gesundheits-System-Forschung Kiel verwendet. Unter den im Prognosemodell getroffenen Annahmen wird die Gesamtzahl aller Zahnärzte vom Jahr 1987 bis zum Jahr 2010 um zwei Drittel von etwa 50260 auf etwa 84200 steigen. Die Zahl der niedergelassenen Zahnärzte steigt zwischen 1987 und 2010 von 33080 auf rund 57700 und damit um etwa 75%.

Der Bedarf an konservierend-chirurgischen Leistungen wird zurückgehen. Aufgrund der Zunahme älterer Menschen und der angenommenen Prophylaxewirkung in jüngeren Altersgruppen wird nach dem Jahr 2000 die jährliche Zahl fehlender Zähne größer sein als die Zahl unversorgter kariöser Zähne. Im Zeitraum von 1983 bis 2010 steigt die Zahl fehlender Zähne um 5% bis 7%. Der Rückgang unversorgter kariöser Zähne wird etwa 19% bis 21% betragen. Ebenso wird die Zahl der Neuzugänge an gefüllten Zähnen ab dem Jahr 2000 geringer sein als der Verlust gefüllter Zähne. Der Saldo wird im Jahre 2010 zwischen —22,7 Millionen und —23,7 Millionen Zähnen betragen.

Diese beiden Entwicklungen bedingen für die Zukunft einen erhöhten Bedarf an prothetischen Behandlungen. Als Orientierungswert kann für diese Erhöhung bei konstanter Fortschreibung des gegenwärtigen Versorgungsgrads die prozentuale Zunahme von etwa 5% bis 7% der fehlenden Zähne herangezogen werden.

Die Zahl der konservierend-chirurgischen Behandlungen wird um 6% im Prognosezeitraum von 46,3 Millionen auf 43,5 Millionen Behandlungen zurückgehen. Durch einen verbesserten Zahngesundheitsstatus wird die Zahl der erbrachten Leistungen von 283,4 Millionen im Jahre 1990 auf rund 253,6 Millionen um etwa 11% sinken.

Die Verteilung von Parodontalkrankheiten in der Bevölkerung mußte für den Prognosezeitraum konstant fortgeschrieben werden, da der Einfluß von Prophylaxemaßnahmen auf den Gesundheitszustand zur Zeit nicht quantifiziert werden kann. Die konstante Fortschreibung ergibt, daß der Bedarf an systematischen Parodontalbehandlungen steigen wird, wobei der Anstieg ab dem Jahr 2000 nicht mehr so stark sein wird wie im Zeitraum von 1990 bis zum Jahre 2000. Der Behandlungsbedarf an Zahnsteinentfernung und Wurzelglättung nimmt bis zum Jahre 2000 geringfügig zu und fällt dann unter den für 1990 berechneten Wert ab.

6 Verzeichnis der Abbildungen

7 Verzeichnis der Tabellen

8 Tabellenanhang

Prognosejahr:	1988
Zahnärzte insgesamt:	51 894
davon weiblich:	12 590
männlich:	39 304
Ausländer:	2 333
in %:	4,5
Berufstätige Zahnärzte:	40 926
in %:	78,9
Nicht und fremdberuflich tätige Zahnärzte:	10 968
in %:	21,1

Altersgruppe	In eigener Praxis niedergelassen			Assistenten in freier Praxis und Praxisvertreter			Beamtete und angestellte Zahnärzte		
	männlich	weiblich	gesamt	männlich	weiblich	gesamt	männlich	weiblich	gesamt
88-	3	0	3	0	0	0			
83-87	60	6	66	0	0	0			
78-82	267	50	317	3	3	6			
73-77	633	101	734	19	7	26			
68-72	527	86	613	9	6	15			
63-67	1 712	418	2 130	19	26	45			
58-62	3 128	625	3 753	26	56	82			
53-57	1 623	469	2 092	21	74	95			
48-52	2 210	640	2 850	48	91	139			
43-47	4 893	1 086	5 979	186	191	377			
38-42	5 217	1 131	6 348	293	247	540			
33-37	4 234	1 139	5 373	715	373	1 088			
28-32	2 008	602	2 610	1 205	542	1 747			
-27	151	61	212	632	365	997			
insgesamt	26 666	6 414	33 080	3 176	1 981	5 157	1 946	743	2 689
in % aller berufstätigen Zahnärzte	65,2	15,7	80,8	7,8	4,8	12,6	4,8	1,8	6,6

Zahnärztliche Versorgungsdichte: 6,5 berufstätige Zahnärzte je 10 000 Einwohner

1 546 Einwohner je berufstätigen Zahnarzt

Prognosejahr:	1989
Zahnärzte insgesamt:	53 262
davon weiblich:	13 003
männlich:	40 260
Ausländer:	2 419
in %:	4,5
Berufstätige Zahnärzte:	42 202
in %:	79,2
Nicht und fremdberuflich tätige Zahnärzte:	11 060
in %:	20,8

Altersgruppe	In eigener Praxis niedergelassen			Assistenten in freier Praxis und Praxisvertreter			Beamtete und angestellte Zahnärzte		
	männlich	weiblich	gesamt	männlich	weiblich	gesamt	männlich	weiblich	gesamt
88-	3	0	3	0	0	0			
83-87	63	6	69	0	0	0			
78-82	297	59	356	4	3	7			
73-77	528	86	614	16	6	22			
68-72	572	100	672	9	7	16			
63-67	1 836	452	2 288	20	28	48			
58-62	2 852	563	3 415	23	50	73			
53-57	1 553	493	2 046	20	78	98			
48-52	2 644	737	3 381	57	105	162			
43-47	5 150	1 103	6 253	196	194	390			
38-42	5 383	1 188	6 571	302	259	561			
33-37	4 381	1 174	5 555	740	385	1 125			
28-32	2 065	617	2 682	1 239	555	1 794			
-27	155	62	217	650	374	1 024			
insgesamt	27 482	6 640	34 122	3 276	2 044	5 320	1 993	767	2 760
in % aller berufstätigen Zahnärzte	65,1	15,7	80,9	7,8	4,8	12,6	4,7	1,8	6,5

Zahnärztliche Versorgungsdichte: 6,7 berufstätige Zahnärzte je 10 000 Einwohner

1 494 Einwohner je berufstätigen Zahnarzt

Prognosejahr:	1990
Zahnärzte insgesamt:	54 648
davon weiblich:	13 417
männlich:	41 230
Ausländer:	2 507
in %:	4,6
Berufstätige Zahnärzte:	43 484
in %:	79,6
Nicht und fremdberuflich tätige Zahnärzte:	11 164
in %:	20,4

Altersgruppe	In eigener Praxis niedergelassen			Assistenten in freier Praxis und Praxisvertreter			Beamtete und angestellte Zahnärzte		
	männlich	weiblich	gesamt	männlich	weiblich	gesamt	männlich	weiblich	gesamt
88-	3	0	3	0	0	0			
83-87	67	7	74	0	0	0			
78-82	321	68	389	4	4	8			
73-77	418	68	486	13	5	18			
68-72	644	124	768	10	8	18			
63-67	2 006	477	2 483	22	30	52			
58-62	2 413	506	2 919	20	45	65			
53-57	1 571	505	2 076	21	80	101			
48-52	3 166	818	3 984	69	117	186			
43-47	5 342	1 150	6 492	203	202	405			
38-42	5 561	1 242	6 803	312	271	583			
33-37	4 519	1 208	5 727	763	396	1 159			
28-32	2 113	627	2 740	1 268	564	1 832			
-27	160	64	224	669	387	1 056			
insgesamt	28 304	6 864	35 168	3 374	2 109	5 483	2 041	792	2 833
in % aller berufstätigen Zahnärzte	65,1	15,8	80,9	7,8	4,9	12,6	4,7	1,8	6,5

Zahnärztliche Versorgungsdichte: 6,9 berufstätige Zahnärzte je 10 000 Einwohner

1 445 Einwohner je berufstätigen Zahnarzt

Prognosejahr:	1991
Zahnärzte insgesamt:	56 049
davon weiblich:	13 834
männlich:	42 215
Ausländer:	2 597
in %:	4,6
Berufstätige Zahnärzte:	44 761
in %:	79,9
Nicht und fremdberuflich tätige Zahnärzte:	11 288
in %:	20,1

Altersgruppe	In eigener Praxis niedergelassen			Assistenten in freier Praxis und Praxisvertreter			Beamtete und angestellte Zahnärzte		
	männlich	weiblich	gesamt	männlich	weiblich	gesamt	männlich	weiblich	gesamt
88-	3	0	3	0	0	0			
83-87	73	10	83	0	1	1			
78-82	332	72	404	4	4	8			
73-77	319	52	371	10	4	14			
68-72	724	158	882	12	10	22			
63-67	2 196	480	2 676	24	30	54			
58-62	1 923	445	2 368	16	40	56			
53-57	1 645	529	2 174	22	84	106			
48-52	3 848	943	4 791	84	135	219			
43-47	5 305	1 144	6 449	202	201	403			
38-42	5 805	1 300	7 105	326	284	610			
33-37	4 646	1 244	5 890	784	408	1 192			
28-32	2 159	639	2 798	1 295	575	1 870			
-27	163	66	229	683	394	1 077			
insgesamt	29 141	7 082	36 223	3 462	2 170	5 632	2 090	816	2 906
in % aller berufstätigen Zahnärzte	65,1	15,8	80,9	7,7	4,8	12,6	4,7	1,8	6,5

Zahnärztliche Versorgungsdichte: 7,1 berufstätige Zahnärzte je 10 000 Einwohner

1 400 Einwohner je berufstätigen Zahnarzt

Prognosejahr:	1992
Zahnärzte insgesamt:	57 466
davon weiblich:	14 251
männlich:	43 215
Ausländer:	2 688
in %:	4,7
Berufstätige Zahnärzte:	46 062
in %:	80,2
Nicht und fremdberuflich tätige Zahnärzte:	11 404
in %:	19,8

Altersgruppe	In eigener Praxis niedergelassen			Assistenten in freier Praxis und Praxisvertreter			Beamtete und angestellte Zahnärzte		
	männlich	weiblich	gesamt	männlich	weiblich	gesamt	männlich	weiblich	gesamt
88-	3	0	3	0	0	0			
83-87	80	12	92	0	1	1			
78-82	322	71	393	4	4	8			
73-77	267	45	312	8	3	11			
68-72	787	193	980	13	13	26			
63-67	2 249	462	2 711	25	29	54			
58-62	1 618	419	2 037	13	37	50			
53-57	1 808	564	2 372	24	89	113			
48-52	4 463	1 021	5 484	97	146	243			
43-47	5 218	1 146	6 364	199	201	400			
38-42	6 073	1 376	7 449	341	300	641			
33-37	4 761	1 275	6 036	804	418	1 222			
28-32	2 199	652	2 851	1 319	586	1 905			
-27	166	66	232	693	399	1 092			
insgesamt	30 014	7 302	37 316	3 540	2 226	5 766	2 139	841	2 980
in % aller berufstätigen Zahnärzte	65,2	15,9	81,0	7,7	4,8	12,5	4,6	1,8	6,5

Zahnärztliche Versorgungsdichte: 7,4 berufstätige Zahnärzte je 10 000 Einwohner

1 355 Einwohner je berufstätigen Zahnarzt

Prognosejahr:	1993
Zahnärzte insgesamt:	58 898
davon weiblich:	14 668
männlich:	44 229
Ausländer:	2 782
in %:	4,7
Berufstätige Zahnärzte:	47 356
in %:	80,4
Nicht und fremdberuflich tätige Zahnärzte:	11 542
in %:	19,6

Altersgruppe	In eigener Praxis niedergelassen			Assistenten in freier Praxis und Praxisvertreter			Beamtete und angestellte Zahnärzte		
	männlich	weiblich	gesamt	männlich	weiblich	gesamt	männlich	weiblich	gesamt
88-	3	0	3	0	0	0			
83-87	89	16	105	0	1	1			
78-82	291	63	354	4	3	7			
73-77	260	47	307	8	3	11			
68-72	868	227	1 095	14	15	29			
63-67	2 154	429	2 583	24	27	51			
58-62	1 426	413	1 839	12	37	49			
53-57	2 103	597	2 700	28	95	123			
48-52	4 778	1 052	5 830	104	150	254			
43-47	5 358	1 211	6 569	204	213	417			
38-42	6 287	1 426	7 713	353	311	664			
33-37	4 866	1 304	6 170	822	427	1 249			
28-32	2 236	663	2 899	1 341	596	1 937			
-27	168	68	236	701	406	1 107			
insgesamt	30 887	7 516	38 403	3 615	2 284	5 899	2 189	865	3 054
in % aller berufstätigen Zahnärzte	65,2	15,9	81,1	7,6	4,8	12,5	4,6	1,8	6,5

Zahnärztliche Versorgungsdichte: 7,6 berufstätige Zahnärzte je 10 000 Einwohner

1 314 Einwohner je berufstätigen Zahnarzt

Prognosejahr:	1994
Zahnärzte insgesamt:	60 339
davon weiblich:	15 083
männlich:	45 256
Ausländer:	2 878
in %:	4,8
Berufstätige Zahnärzte:	48 709
in %:	80,7
Nicht und fremdberuflich tätige Zahnärzte:	11 630
in %:	19,3

Altersgruppe	In eigener Praxis niedergelassen			Assistenten in freier Praxis und Praxisvertreter			Beamtete und angestellte Zahnärzte		
	männlich	weiblich	gesamt	männlich	weiblich	gesamt	männlich	weiblich	gesamt
88-	3	0	3	0	0	0			
83-87	100	19	119	0	1	1			
78-82	242	54	296	3	3	6			
73-77	285	55	340	9	4	13			
68-72	935	246	1 181	15	16	31			
63-67	1 965	386	2 351	21	24	45			
58-62	1 366	434	1 800	11	39	50			
53-57	2 517	683	3 200	33	108	141			
48-52	5 029	1 068	6 097	109	153	262			
43-47	5 529	1 270	6 799	210	223	433			
38-42	6 440	1 465	7 905	362	320	682			
33-37	4 957	1 328	6 285	837	435	1 272			
28-32	2 269	674	2 943	1 361	607	1 968			
-27	170	68	238	709	409	1 118			
insgesamt	31 807	7 750	39 557	3 680	2 342	6 022	2 240	890	3 130
in % aller berufstätigen Zahnärzte	65,3	15,9	81,2	7,6	4,8	12,4	4,6	1,8	6,4

Zahnärztliche Versorgungsdichte: 7,9 berufstätige Zahnärzte je 10 000 Einwohner

1 273 Einwohner je berufstätigen Zahnarzt

Prognosejahr:	1995
Zahnärzte insgesamt:	61 795
davon weiblich:	15 499
männlich:	46 296
Ausländer:	2 976
in %:	4,8
Berufstätige Zahnärzte:	50 062
in %:	81,0
Nicht und fremdberuflich tätige Zahnärzte:	11 733
in %:	19,0

Altersgruppe	In eigener Praxis niedergelassen			Assistenten in freier Praxis und Praxisvertreter			Beamtete und angestellte Zahnärzte		
	männlich	weiblich	gesamt	männlich	weiblich	gesamt	männlich	weiblich	gesamt
88-	3	0	3	0	0	0			
83-87	108	21	129	0	1	1			
78-82	192	43	235	2	2	4			
73-77	323	69	392	10	5	15			
68-72	1 027	260	1 287	17	17	34			
63-67	1 665	348	2 013	18	22	40			
58-62	1 383	444	1 827	11	40	51			
53-57	3 016	755	3 771	40	120	160			
48-52	5 218	1 111	6 329	113	159	272			
43-47	5 711	1 325	7 036	217	233	450			
38-42	6 583	1 505	8 088	370	329	699			
33-37	5 034	1 345	6 379	850	441	1 291			
28-32	2 298	686	2 984	1 379	617	1 996			
-27	171	69	240	717	413	1 130			
insgesamt	32 732	7 981	40 713	3 744	2 399	6 143	2 292	914	3 206
in % aller berufstätigen Zahnärzte	65,4	15,9	81,3	7,5	4,8	12,3	4,6	1,8	6,4

Zahnärztliche Versorgungsdichte: 8,1 berufstätige Zahnärzte je 10 000 Einwohner

1 235 Einwohner je berufstätigen Zahnarzt

Prognosejahr:	1996
Zahnärzte insgesamt:	63 264
davon weiblich:	15 915
männlich:	47 350
Ausländer:	3 075
in %:	4,9
Berufstätige Zahnärzte:	51 403
in %:	81,3
Nicht und fremdberuflich tätige Zahnärzte:	11 861
in %:	18,7

Altersgruppe	In eigener Praxis niedergelassen			Assistenten in freier Praxis und Praxisvertreter			Beamtete und angestellte Zahnärzte		
	männlich	weiblich	gesamt	männlich	weiblich	gesamt	männlich	weiblich	gesamt
88-	4	0	4	0	0	0			
83-87	112	23	135	0	1	1			
78-82	148	34	182	2	2	4			
73-77	364	88	452	11	6	17			
68-72	1 129	262	1 391	18	17	35			
63-67	1 330	306	1 636	15	19	34			
58-62	1 449	466	1 915	12	42	54			
53-57	3 666	865	4 531	48	137	185			
48-52	5 184	1 106	6 290	113	158	271			
43-47	5 963	1 384	7 347	227	243	470			
38-42	6 717	1 544	8 261	377	337	714			
33-37	5 107	1 364	6 471	862	447	1 309			
28-32	2 321	691	3 012	1 392	622	2 014			
-27	173	70	243	722	420	1 142			
insgesamt	33 667	8 203	41 870	3 799	2 451	6 250	2 344	939	3 283
in % aller berufstätigen Zahnärzte	65,5	16,0	81,5	7,4	4,8	12,2	4,6	1,8	6,4

Zahnärztliche Versorgungsdichte: 8,3 berufstätige Zahnärzte je 10 000 Einwohner

1 199 Einwohner je berufstätigen Zahnarzt

Prognosejahr:	1997
Zahnärzte insgesamt:	64 745
davon weiblich:	16 330
männlich:	48 415
Ausländer:	3 177
in %:	4,9
Berufstätige Zahnärzte:	52 768
in %:	81,5
Nicht und fremdberuflich tätige Zahnärzte:	11 977
in %:	18,5

Altersgruppe	In eigener Praxis niedergelassen			Assistenten in freier Praxis und Praxisvertreter			Beamtete und angestellte Zahnärzte		
	männlich	weiblich	gesamt	männlich	weiblich	gesamt	männlich	weiblich	gesamt
88-	4	0	4	0	0	0			
83-87	109	22	131	0	1	1			
78-82	126	29	155	2	2	4			
73-77	397	108	505	12	8	20			
68-72	1 159	253	1 412	19	17	36			
63-67	1 122	289	1 411	12	18	30			
58-62	1 595	496	2 091	13	44	57			
53-57	4 252	935	5 187	56	148	204			
48-52	5 101	1 107	6 208	111	158	269			
43-47	6 238	1 463	7 701	237	257	494			
38-42	6 837	1 579	8 416	384	345	729			
33-37	5 171	1 383	6 554	873	453	1 326			
28-32	2 342	697	3 039	1 405	627	2 032			
-27	173	71	244	724	424	1 148			
insgesamt	34 626	8 432	43 058	3 848	2 502	6 350	2 397	963	3 360
in % aller berufstätigen Zahnärzte	65,6	16,0	81,6	7,3	4,7	12,0	4,5	1,8	6,4

Zahnärztliche Versorgungsdichte: 8,6 berufstätige Zahnärzte je 10 000 Einwohner

1 164 Einwohner je berufstätigen Zahnarzt

Prognosejahr:	1998
Zahnärzte insgesamt:	66 233
davon weiblich:	16 744
männlich:	49 489
Ausländer:	3 280
in %:	5,0
Berufstätige Zahnärzte:	54 128
in %:	81,7
Nicht und fremdberuflich tätige Zahnärzte:	12 105
in %:	18,3

Altersgruppe	In eigener Praxis niedergelassen			Assistenten in freier Praxis und Praxisvertreter			Beamtete und angestellte Zahnärzte		
	männlich	weiblich	gesamt	männlich	weiblich	gesamt	männlich	weiblich	gesamt
88-	4	0	4	0	0	0			
83-87	98	20	118	0	1	1			
78-82	126	31	157	2	2	4			
73-77	442	128	570	13	9	22			
68-72	1 113	235	1 348	18	15	33			
63-67	992	286	1 278	11	18	29			
58-62	1 858	526	2 384	15	47	62			
53-57	4 552	962	5 514	60	153	213			
48-52	5 239	1 168	6 407	114	167	281			
43-47	6 457	1 515	7 972	246	266	512			
38-42	6 949	1 612	8 561	390	352	742			
33-37	5 231	1 399	6 630	883	459	1 342			
28-32	2 360	703	3 063	1 416	633	2 049			
-27	173	71	244	723	427	1 150			
insgesamt	35 594	8 656	44 250	3 891	2 549	6 440	2 450	988	3 438
in % aller berufstätigen Zahnärzte	65,8	16,0	81,8	7,2	4,7	11,9	4,5	1,8	6,4

Zahnärztliche Versorgungsdichte: 8,8 berufstätige Zahnärzte je 10 000 Einwohner

1 131 Einwohner je berufstätigen Zahnarzt

Prognosejahr:	1999
Zahnärzte insgesamt:	67 726
davon weiblich:	17 157
männlich:	50 569
Ausländer:	3 385
in %:	5,0
Berufstätige Zahnärzte:	55 531
in %:	82,0
Nicht und fremdberuflich tätige Zahnärzte:	12 195
in %:	18,0

Altersgruppe	In eigener Praxis niedergelassen			Assistenten in freier Praxis und Praxisvertreter			Beamtete und angestellte Zahnärzte		
	männlich	weiblich	gesamt	männlich	weiblich	gesamt	männlich	weiblich	gesamt
88-	5	0	5	0	0	0			
83-87	81	17	98	0	1	1			
78-82	140	37	177	2	2	4			
73-77	479	139	618	15	10	25			
68-72	1 017	213	1 230	16	14	30			
63-67	953	300	1 253	10	19	29			
58-62	2 227	601	2 828	18	54	72			
53-57	4 792	977	5 769	63	155	218			
48-52	5 409	1 223	6 632	118	175	293			
43-47	6 616	1 555	8 171	252	273	525			
38-42	7 052	1 639	8 691	396	358	754			
33-37	5 286	1 416	6 702	892	464	1 356			
28-32	2 374	707	3 081	1 424	637	2 061			
-27	172	71	243	721	429	1 150			
insgesamt	36 603	8 895	45 498	3 927	2 591	6 518	2 503	1 012	3 515
in % aller berufstätigen Zahnärzte	65,9	16,0	81,9	7,1	4,7	11,7	4,5	1,8	6,3

Zahnärztliche Versorgungsdichte: 9,1 berufstätige Zahnärzte je 10 000 Einwohner

1 099 Einwohner je berufstätigen Zahnarzt

Prognosejahr:	2000
Zahnärzte insgesamt:	69 227
davon weiblich:	17 573
männlich:	51 653
Ausländer:	3 491
in %:	5,0
Berufstätige Zahnärzte:	56 940
in %:	82,3
Nicht und fremdberuflich tätige Zahnärzte:	12 287
in %:	17,7

Altersgruppe	In eigener Praxis niedergelassen			Assistenten in freier Praxis und Praxisvertreter			Beamtete und angestellte Zahnärzte		
	männlich	weiblich	gesamt	männlich	weiblich	gesamt	männlich	weiblich	gesamt
88-	5	0	5	0	0	0			
83-87	65	14	79	0	1	1			
78-82	160	47	207	2	3	5			
73-77	529	147	676	16	11	27			
68-72	864	192	1 056	14	13	27			
63-67	967	308	1 275	11	19	30			
58-62	2 669	663	3 332	22	59	81			
53-57	4 973	1 015	5 988	66	161	227			
48-52	5 591	1 276	6 867	122	182	304			
43-47	6 765	1 596	8 361	257	280	537			
38-42	7 143	1 659	8 802	401	362	763			
33-37	5 334	1 434	6 768	901	470	1 371			
28-32	2 381	711	3 092	1 429	640	2 069			
-27	173	72	245	722	429	1 151			
insgesamt	37 619	9 134	46 753	3 963	2 630	6 593	2 557	1 037	3 594
in % aller berufstätigen Zahnärzte	66,1	16,0	82,1	7,0	4,6	11,6	4,5	1,8	6,3

Zahnärztliche Versorgungsdichte: 9,4 berufstätige Zahnärzte je 10 000 Einwohner

1 068 Einwohner je berufstätigen Zahnarzt

Prognosejahr:	2001
Zahnärzte insgesamt:	70 731
davon weiblich:	17 987
männlich:	52 744
Ausländer:	3 600
in %:	5,1
Berufstätige Zahnärzte:	58 312
in %:	82,4
Nicht und fremdberuflich tätige Zahnärzte:	12 419
in %:	17,6

Altersgruppe	In eigener Praxis niedergelassen			Assistenten in freier Praxis und Praxisvertreter			Beamtete und angestellte Zahnärzte		
	männlich	weiblich	gesamt	männlich	weiblich	gesamt	männlich	weiblich	gesamt
88-	6	0	6	0	0	0			
83-87	50	11	61	0	1	1			
78-82	180	60	240	2	3	5			
73-77	584	149	733	18	11	29			
68-72	693	170	863	11	11	22			
63-67	1 015	323	1 338	11	20	31			
58-62	3 247	760	4 007	27	68	95			
53-57	4 942	1 011	5 953	65	160	225			
48-52	5 839	1 332	7 171	127	190	317			
43-47	6 903	1 638	8 541	263	288	551			
38-42	7 229	1 682	8 911	406	367	773			
33-37	5 369	1 442	6 811	907	473	1 380			
28-32	2 388	715	3 103	1 433	644	2 077			
-27	173	72	245	722	429	1 151			
insgesamt	38 618	9 365	47 983	3 992	2 665	6 657	2 611	1 061	3 672
in % aller berufstätigen Zahnärzte	66,2	16,1	82,3	6,8	4,6	11,4	4,5	1,8	6,3

Zahnärztliche Versorgungsdichte: 9,6 berufstätige Zahnärzte je 10 000 Einwohner

1 039 Einwohner je berufstätigen Zahnarzt

Prognosejahr:	2002
Zahnärzte insgesamt:	72 238
davon weiblich:	18 400
männlich:	53 838
Ausländer:	3 709
in %:	5,1
Berufstätige Zahnärzte:	59 659
in %:	82,6
Nicht und fremdberuflich tätige Zahnärzte:	12 579
in %:	17,4

Altersgruppe	In eigener Praxis niedergelassen			Assistenten in freier Praxis und Praxisvertreter			Beamtete und angestellte Zahnärzte		
	männlich	weiblich	gesamt	männlich	weiblich	gesamt	männlich	weiblich	gesamt
88-	6	0	6	0	0	0			
83-87	44	10	54	0	1	1			
78-82	197	74	271	2	4	6			
73-77	601	144	745	18	10	28			
68-72	588	161	749	10	10	20			
63-67	1 120	344	1 464	12	22	34			
58-62	3 769	821	4 590	31	73	104			
53-57	4 866	1 013	5 879	64	161	225			
48-52	6 110	1 406	7 516	133	201	334			
43-47	7 028	1 674	8 702	267	294	561			
38-42	7 305	1 704	9 009	410	372	782			
33-37	5 404	1 451	6 855	912	476	1 388			
28-32	2 391	718	3 109	1 434	646	2 080			
-27	173	72	245	722	429	1 151			
insgesamt	39 602	9 592	49 194	4 015	2 699	6 714	2 665	1 086	3 751
in % aller berufstätigen Zahnärzte	66,4	16,1	82,5	6,7	4,5	11,3	4,5	1,8	6,3

Zahnärztliche Versorgungsdichte: 9,9 berufstätige Zahnärzte je 10 000 Einwohner

1 013 Einwohner je berufstätigen Zahnarzt

Prognosejahr:	2003
Zahnärzte insgesamt:	73 737
davon weiblich:	18 808
männlich:	54 930
Ausländer:	3 820
in %:	5,2
Berufstätige Zahnärzte:	60 980
in %:	82,7
Nicht und fremdberuflich tätige Zahnärzte:	12 757
in %:	17,3

Altersgruppe	In eigener Praxis niedergelassen			Assistenten in freier Praxis und Praxisvertreter			Beamtete und angestellte Zahnärzte		
	männlich	weiblich	gesamt	männlich	weiblich	gesamt	männlich	weiblich	gesamt
88-	5	0	5	0	0	0			
83-87	45	11	56	0	1	1			
78-82	221	88	309	3	5	8			
73-77	579	135	714	18	10	28			
68-72	524	159	683	8	10	18			
63-67	1 308	365	1 673	14	23	37			
58-62	4 036	846	4 882	33	76	109			
53-57	5 001	1 068	6 069	66	170	236			
48-52	6 327	1 456	7 783	138	208	346			
43-47	7 145	1 709	8 854	272	300	572			
38-42	7 377	1 723	9 100	414	376	790			
33-37	5 433	1 461	6 894	917	479	1 396			
28-32	2 390	720	3 110	1 434	648	2 082			
-27	173	72	245	722	429	1 151			
insgesamt	40 564	9 813	50 377	4 039	2 735	6 774	2 719	1 110	3 829
in % aller berufstätigen Zahnärzte	66,5	16,1	82,6	6,6	4,5	11,1	4,5	1,8	6,3

Zahnärztliche Versorgungsdichte: 10,1 berufstätige Zahnärzte je 10 000 Einwohner

987 Einwohner je berufstätigen Zahnarzt

Prognosejahr:	2004
Zahnärzte insgesamt:	75 234
davon weiblich:	19 214
männlich:	56 020
Ausländer:	3 932
in %:	5,2
Berufstätige Zahnärzte:	62 271
in %:	82,8
Nicht und fremdberuflich tätige Zahnärzte:	12 963
in %:	17,2

Altersgruppe	In eigener Praxis niedergelassen			Assistenten in freier Praxis und Praxisvertreter			Beamtete und angestellte Zahnärzte		
	männlich	weiblich	gesamt	männlich	weiblich	gesamt	männlich	weiblich	gesamt
88-	5	0	5	0	0	0			
83-87	51	13	64	0	1	1			
78-82	241	96	337	3	5	8			
73-77	529	122	651	16	9	25			
68-72	506	168	674	8	11	19			
63-67	1 571	418	1 989	17	26	43			
58-62	4 251	859	5 110	35	77	112			
53-57	5 166	1 118	6 284	68	177	245			
48-52	6 484	1 494	7 978	141	213	354			
43-47	7 252	1 738	8 990	276	305	581			
38-42	7 442	1 742	9 184	418	380	798			
33-37	5 455	1 467	6 922	921	481	1 402			
28-32	2 388	722	3 110	1 433	649	2 082			
-27	173	72	245	722	429	1 151			
insgesamt	41 514	10 029	51 543	4 058	2 763	6 821	2 773	1 134	3 907
in % aller berufstätigen Zahnärzte	66,7	16,1	82,8	6,5	4,4	11,0	4,5	1,8	6,3

Zahnärztliche Versorgungsdichte: 10,4 berufstätige Zahnärzte je 10 000 Einwohner

964 Einwohner je berufstätigen Zahnarzt

Prognosejahr:	2005
Zahnärzte insgesamt:	76 723
davon weiblich:	19 616
männlich:	57 107
Ausländer:	4 045
in %:	5,3
Berufstätige Zahnärzte:	63 546
in %:	82,8
Nicht und fremdberuflich tätige Zahnärzte:	13 177
in %:	17,2

Altersgruppe	In eigener Praxis niedergelassen			Assistenten in freier Praxis und Praxisvertreter			Beamtete und angestellte Zahnärzte		
	männlich	weiblich	gesamt	männlich	weiblich	gesamt	männlich	weiblich	gesamt
88-	4	0	4	0	0	0			
83-87	58	16	74	0	1	1			
78-82	268	102	370	3	6	9			
73-77	450	111	561	14	8	22			
68-72	516	172	688	8	11	19			
63-67	1 886	462	2 348	21	29	50			
58-62	4 414	893	5 307	36	80	116			
53-57	5 342	1 166	6 508	70	185	255			
48-52	6 632	1 534	8 166	144	219	363			
43-47	7 348	1 759	9 107	280	309	589			
38-42	7 499	1 763	9 262	421	385	806			
33-37	5 467	1 472	6 939	923	483	1 406			
28-32	2 390	722	3 112	1 434	650	2 084			
-27	173	72	245	722	429	1 151			
insgesamt	42 447	10 244	52 691	4 076	2 795	6 871	2 827	1 157	3 984
in % aller berufstätigen Zahnärzte	66,8	16,1	82,9	6,4	4,4	10,8	4,4	1,8	6,3

Zahnärztliche Versorgungsdichte: 10,6 berufstätige Zahnärzte je 10 000 Einwohner

941 Einwohner je berufstätigen Zahnarzt

Prognosejahr:	2006
Zahnärzte insgesamt:	78 207
davon weiblich:	20 017
männlich:	58 190
Ausländer:	4 159
in %:	5,3
Berufstätige Zahnärzte:	64 755
in %:	82,8
Nicht und fremdberuflich tätige Zahnärzte:	13 452
in %:	17,2

Altersgruppe	In eigener Praxis niedergelassen			Assistenten in freier Praxis und Praxisvertreter			Beamtete und angestellte Zahnärzte		
	männlich	weiblich	gesamt	männlich	weiblich	gesamt	männlich	weiblich	gesamt
88-	4	0	4	0	0	0			
83-87	65	21	86	0	1	1			
78-82	298	104	402	4	6	10			
73-77	363	98	461	11	7	18			
68-72	544	181	725	9	12	21			
63-67	2 298	530	2 828	25	33	58			
58-62	4 390	890	5 280	36	79	115			
53-57	5 582	1 216	6 798	74	193	267			
48-52	6 770	1 574	8 344	147	225	372			
43-47	7 438	1 783	9 221	283	313	596			
38-42	7 542	1 773	9 315	424	387	811			
33-37	5 480	1 479	6 959	925	485	1 410			
28-32	2 390	722	3 112	1 434	650	2 084			
-27	173	72	245	722	429	1 151			
insgesamt	43 337	10 443	53 780	4 094	2 820	6 914	2 880	1 181	4 061
in % aller berufstätigen Zahnärzte	66,9	16,1	83,1	6,3	4,4	10,7	4,4	1,8	6,3

Zahnärztliche Versorgungsdichte: 10,9 berufstätige Zahnärzte je 10 000 Einwohner

921 Einwohner je berufstätigen Zahnarzt

Prognosejahr:	2007
Zahnärzte insgesamt:	79 695
davon weiblich:	20 418
männlich:	59 277
Ausländer:	4 274
in %:	5,4
Berufstätige Zahnärzte:	65 924
in %:	82,7
Nicht und fremdberuflich tätige Zahnärzte:	13 771
in %:	17,3

Altersgruppe	In eigener Praxis niedergelassen			Assistenten in freier Praxis und Praxisvertreter			Beamtete und angestellte Zahnärzte		
	männlich	weiblich	gesamt	männlich	weiblich	gesamt	männlich	weiblich	gesamt
88-	3	0	3	0	0	0			
83-87	72	27	99	0	2	2			
78-82	306	101	407	4	6	10			
73-77	311	94	405	9	7	16			
68-72	603	194	797	10	13	23			
63-67	2 673	573	3 246	29	36	65			
58-62	4 327	893	5 220	36	80	116			
53-57	5 843	1 284	7 127	77	204	281			
48-52	6 896	1 608	8 504	150	230	380			
43-47	7 519	1 806	9 325	286	317	603			
38-42	7 584	1 784	9 368	426	389	815			
33-37	5 484	1 484	6 968	926	487	1 413			
28-32	2 390	722	3 112	1 434	650	2 084			
-27	173	72	245	722	429	1 151			
insgesamt	44 184	10 642	54 826	4 109	2 850	6 959	2 934	1 205	4 139
in % aller berufstätigen Zahnärzte	67,0	16,1	83,2	6,2	4,3	10,6	4,5	1,8	6,3

Zahnärztliche Versorgungsdichte: 11,1 berufstätige Zahnärzte je 10 000 Einwohner

902 Einwohner je berufstätigen Zahnarzt

Prognosejahr:	2008
Zahnärzte insgesamt:	81 188
davon weiblich:	20 819
männlich:	60 370
Ausländer:	4 391
in %:	5,4
Berufstätige Zahnärzte:	67 058
in %:	82,6
Nicht und fremdberuflich tätige Zahnärzte:	14 130
in %:	17,4

Alters-gruppe	In eigener Praxis niedergelassen			Assistenten in freier Praxis und Praxisvertreter			Beamtete und angestellte Zahnärzte		
	männlich	weiblich	gesamt	männlich	weiblich	gesamt	männlich	weiblich	gesamt
88-	3	0	3	0	0	0			
83-87	82	32	114	0	2	2			
78-82	295	95	390	4	5	9			
73-77	280	94	374	9	7	16			
68-72	708	206	914	11	13	24			
63-67	2 867	591	3 458	31	37	68			
58-62	4 450	942	5 392	37	84	121			
53-57	6 052	1 329	7 381	80	211	291			
48-52	7 013	1 642	8 655	152	235	387			
43-47	7 594	1 827	9 421	289	321	610			
38-42	7 619	1 795	9 414	428	392	820			
33-37	5 484	1 487	6 971	926	488	1 414			
28-32	2 390	722	3 112	1 434	650	2 084			
-27	173	72	245	723	429	1 152			
insgesamt	45 010	10 834	55 844	4 124	2 874	6 998	2 988	1 228	4 216
in % aller berufstätigen Zahnärzte	67,1	16,2	83,3	6,2	4,3	10,4	4,5	1,8	6,3

Zahnärztliche Versorgungsdichte: 11,3 berufstätige Zahnärzte je 10 000 Einwohner

884 Einwohner je berufstätigen Zahnarzt

Prognosejahr:	2009
Zahnärzte insgesamt:	82 702
davon weiblich:	21 228
männlich:	61 474
Ausländer:	4 511
in %:	5,5
Berufstätige Zahnärzte:	68 139
in %:	82,4
Nicht und fremdberuflich tätige Zahnärzte:	14 563
in %:	17,6

Altersgruppe	In eigener Praxis niedergelassen			Assistenten in freier Praxis und Praxisvertreter			Beamtete und angestellte Zahnärzte		
	männlich	weiblich	gesamt	männlich	weiblich	gesamt	männlich	weiblich	gesamt
88-	3	0	3	0	0	0			
83-87	90	35	125	0	2	2			
78-82	269	87	356	3	5	8			
73-77	273	99	372	8	7	15			
68-72	854	237	1 091	14	15	29			
63-67	3 026	601	3 627	33	38	71			
58-62	4 601	986	5 587	38	88	126			
53-57	6 205	1 364	7 569	82	217	299			
48-52	7 120	1 670	8 790	155	239	394			
43-47	7 664	1 848	9 512	292	325	617			
38-42	7 646	1 803	9 449	430	394	824			
33-37	5 482	1 489	6 971	926	488	1 414			
28-32	2 390	722	3 112	1 434	650	2 084			
-27	173	72	245	723	429	1 152			
insgesamt	45 796	11 013	56 809	4 138	2 897	7 035	3 043	1 252	4 295
in % aller berufstätigen Zahnärzte	67,2	16,2	83,4	6,1	4,3	10,3	4,5	1,8	6,3

Zahnärztliche Versorgungsdichte: 11,5 berufstätige Zahnärzte je 10 000 Einwohner

867 Einwohner je berufstätigen Zahnarzt

Prognosejahr:	2010
Zahnärzte insgesamt:	84 236
davon weiblich:	21 644
männlich:	62 592
Ausländer:	4 633
in %:	5,5
Berufstätige Zahnärzte:	69 186
in %:	82,1
Nicht und fremdberuflich tätige Zahnärzte:	15 050
in %:	17,9

Altersgruppe	In eigener Praxis niedergelassen			Assistenten in freier Praxis und Praxisvertreter			Beamtete und angestellte Zahnärzte		
	männlich	weiblich	gesamt	männlich	weiblich	gesamt	männlich	weiblich	gesamt
88-	3	0	3	0	0	0			
83-87	101	37	138	0	2	2			
78-82	229	79	308	3	4	7			
73-77	280	102	382	9	7	16			
68-72	1 030	262	1 292	17	17	34			
63-67	3 148	625	3 773	34	39	73			
58-62	4 762	1 029	5 791	39	92	131			
53-57	6 350	1 401	7 751	84	222	306			
48-52	7 217	1 690	8 907	157	241	398			
43-47	7 725	1 870	9 595	294	329	623			
38-42	7 662	1 809	9 471	430	395	825			
33-37	5 486	1 490	6 976	926	489	1 415			
28-32	2 391	722	3 113	1 434	650	2 084			
-27	173	72	245	723	429	1 152			
insgesamt	46 557	11 188	57 745	4 150	2 916	7 066	3 098	1 277	4 375
in % aller berufstätigen Zahnärzte	67,3	16,2	83,5	6,0	4,2	10,2	4,5	1,8	6,3

Zahnärztliche Versorgungsdichte: 11,8 berufstätige Zahnärzte je 10 000 Einwohner

851 Einwohner je berufstätigen Zahnarzt

9 Literaturverzeichnis

Ahrens, G.; J. Bauch; K. A. Bublitz; I. Neuhaus: Parodontalgesundheit der Hamburger Bevölkerung — Epidemiologische Ergebnisse einer CPITN-Untersuchung. Hrsg. vom Institut der Deutschen Zahnärzte. Köln: Deutscher Ärzte-Verl., 1988. (Materialienreihe; Bd. 2).

Axelsson, P.: Periodontal diseases, can they be provided? Deutsche Zahnärztliche Zeitschrift 37 (1982) 540—544.

Bauch, J.: Zahngesundheitserziehung für Kleinkinder. Hrsg. von der Bundeszahnärztekammer. Köln: Deutscher Ärzte-Verl., 1987.

Becker, E.; F.-M. Niemann; J. G. Brecht; F. Beske: Fortschreibung des Prognosemodells Zahnärzte. Manuskript. Kiel: Institut für Gesundheits-System-Forschung, 1987.

Buhl, M.; W. E. Wetzel; R. Ehret: Epidemiologische Befunde zur Häufigkeit der Milchzahnkaries bei Kleinkindern. Deutsche Zahnärztliche Zeitschrift 41 (1986) 1038—1042.

Bundesminister des Innern (Hrsg.): Modellrechnungen zur Bevölkerungsentwicklung in der Bundesrepublik Deutschland — Aktualisierte Fassung —. Bonn, 1987.

Bundesverband der Deutschen Zahnärzte: Geschäftsberichte der Jahre 1974 bis 1987. Köln: Deutscher Ärzte-Verl., jährl.

Dalichau, G.; P. Schiwy: SGB V mit Erläuterungen und Verweisungen, gültig ab 1. Januar 1989. Percha: Schulz, 1989.

Eckerle, K.; H. J. Barth; P. Hofer; K. Schilling (Hrsg.): Gesamtwirtschaftliche Entwicklungen und gesetzliche Rentenversicherung vor dem Hintergrund einer schrumpfenden Bevölkerung. Textband, Tabellenband. Basel: Prognos, 1987.

Eder-Debye, R.; W. Micheelis; J. Bauch: Bevölkerungsrepräsentative Erhebung zum Mundgesundheitszustand und -verhalten in der Bundesrepublik Deutschland. IDZ-Information Nr. 3/89.

Eichner, K.; K. Blume: Statistische Erhebung zur Gebißsituation und prothetischen Versorgung der Berliner Bevölkerung (West). Deutsche Zahnärztliche Zeitschrift 42 (1987) 325—329.

Freesmeyer, W. B.; K. Jaron: Studie über die Behandlungsbedürftigkeit junger Männer. Deutsche Zahnärztliche Zeitschrift 38 (1983) 167—170.

Frentzen, M.; R. Nolden: Der CPITN als Hilfsmittel zur Feststellung von Art und Umfang des Behandlungsbedarfs. Deutsche Zahnärztliche Zeitschrift 42 (1987) 428—432.

Georg, A.; H.-W. Hey; K. Müller; H. Munz; H.-D. Schmollak: Leistungs- und Kostentransparenz in der zahnmedizinischen Versorgung. Modellversuch der Voith BKK, Heidenheim. Essen: Bundesverband der Betriebskrankenkassen, o. J.

Gülzow, H.-J.; U. Schiffner; J. Bauch: Milchzahnkaries bei Kindern aus Stormarner Kindergärten 2 Jahre nach Einführung gruppenprophylaktischer Maßnahmen. Deutsche Zahnärztliche Zeitschrift 42 (1987) 44—50.

Halusa, G.: Kommentar zu R. Naujoks. In: Zahnarzt im Wandel. Hrsg. von A. Schuller u. a. München: Hanser, 1989. S. 71—75.

Hansmann, K. W.: Kurzlehrbuch Prognoseverfahren. Wiesbaden: Gabler, 1983.

Herforth, A.: Die Akzeptanz der Parodontalbehandlung hinsichtlich ihrer Breitenwirkung. Deutsche Zahnärztliche Zeitschrift 41 (1986) 950—957.

Hohlfeld, M.; J.-P. Bernimoulin: Teilergebnisse einer epidemiologischen Untersuchung des Parodontalzustands bei 45 - 54jährigen Berliner Probanden (West). Deutsche Zahnärztliche Zeitschrift 41 (1986) 619—622.
Kassenzahnärztliche Bundesvereinigung (Hrsg.): Statistische Basisdaten zur kassenzahnärztlichen Versorgung. Köln, 1987, 1988, 1989.
Krämer, W.: Zum Begriff des „Bedarfs" in der Gesundheits- und Sozialpolitik. Sozialer Fortschritt 30 (1981) 121—123.
Müller, P. J.: Mundgesundheit und Behandlungsbedarf — Der Beitrag der epidemiologischen Forschung. In: Zukunftsperspektiven der zahnärztlichen Versorgung. Hrsg. vom Forschungsinstitut für die zahnärztliche Versorgung. Köln: Deutscher Ärzte-Verl., 1986. S. 77—89. (Broschüre; 5).
Naujoks, R.: Epidemiologie der Zahnkaries in der Bundesrepublik Deutschland. Deutsche Zahnärztliche Zeitschrift 42 (1987) 16—19.
Raetzke, P.; R. M. Nehls: Die entzündliche Erkrankung des Parodonts bei Schulkindern — Untersuchungen und Bemerkungen zu einem oft verkannten Problem. Das Öffentliche Gesundheitswesen 44 (1982) 324—327.
Reich, E.; G. Schmalz; A. Reith: Vergleich des CPITN mit gebräuchlichen Parodontalindizes. Deutsche Zahnärztliche Zeitschrift 41 (1986) 610—612.
Rüschmann, H. H.; R. Thode: Prognosemodell Zahnärzte. Kiel: Bundeszahnärztekammer und Institut für Gesundheits-System-Forschung Kiel, 1985.
Sheiham, A.: Der Bedarf an zahnmedizinischen Leistungen: Soziale Indikatoren. In: Zahnarzt im Wandel. Hrsg. von A. Schuller u. a. München: Hanser, 1989. S. 76—85.
Statistisches Bundesamt (Hrsg.): Statistische Jahrbücher 1977 bis 1988 für die Bundesrepublik Deutschland. Stuttgart: Kohlhammer, jährl.
Trautner, K.: Plaque als Ursache von Karies und Gingivitis — Entstehung und Verhütung. Das Öffentliche Gesundheitswesen 44 (1982) 457—461.
Zentralstelle für die Vergabe von Studienplätzen. ZVS-info: Sommersemester 1981 bis Sommersemester 1985.

Veröffentlichungen des Instituts der Deutschen Zahnärzte

Stand: September 1990

(Die Auflistung schließt die Veröffentlichungen des Forschungsinstituts für die zahnärztliche Versorgung/FZV ein, das seit dem 1. Januar 1987 in das Institut der Deutschen Zahnärzte eingegangen ist.)

Institut der Deutschen Zahnärzte

Materialienreihe

Amalgam — Pro und Contra, Gutachten — Referate — Statements — Diskussion. Wissenschaftliche Bearbeitung und Kommentierung von G. Knolle, IDZ-Materialienreihe Bd. 1, 2. erw. Aufl., ISBN 3-7691-7810-6, Deutscher Ärzte-Verlag, 1988, 1990

Parodontalgesundheit der Hamburger Bevölkerung — Epidemiologische Ergebnisse einer CPITN-Untersuchung. G. Ahrens/J. Bauch/K.-A. Bublitz/ I. Neuhaus, IDZ Materialienreihe Bd. 2, ISBN 3-7691-7812-2, Deutscher Ärzte-Verlag, 1988

Zahnarzt und Praxiscomputer — Ergebnisse einer empirischen Erhebung. S. Becker/F.W. Wilker, unter Mitarbeit von W. Micheelis, IDZ Materialienreihe Bd. 3, ISBN 3-7691-7813-0, Deutscher Ärzte-Verlag, 1988

Der Zahnarzt im Blickfeld der Ergonomie — Eine Analyse zahnärztlicher Arbeitshaltungen. W. Rohmert/J. Mainzer/P. Zipp, 2. unveränderte Auflage, IDZ Materialienreihe Bd. 4, ISBN 3-7691-7814-9, Deutscher Ärzte-Verlag, 1988

Möglichkeiten und Auswirkungen der Förderung der Zahnprophylaxe und Zahnerhaltung durch Bonussysteme. M. Schneider, IDZ Materialienreihe Bd. 5, ISBN 3-7691-7815-7, Deutscher Ärzte-Verlag, 1988

Mundgesundheitsberatung in der Zahnarztpraxis. Th. Schneller/D. Mittermeier/D. Schulte am Hülse/W. Micheelis, IDZ Materialienreihe Bd. 6, ISBN 3-7691-7817-3, Deutscher Ärzte-Verlag, 1990

Aspekte zahnärztlicher Leistungsbewertung aus arbeitswissenschaftlicher Sicht. M. Essmat/W. Micheelis/G. Rennenberg, IDZ Materialienreihe Bd. 7, ISBN 3-7691-7819-X, Deutscher Ärzte-Verlag, 1990

Wirtschaftszweig Zahnärztliche Versorgung. E. Helmstädter, IDZ Materialienreihe Bd. 8, ISBN 3-7691-7821-1, Deutscher Ärzte-Verlag, 1990

Bedarf an Zahnärzten bis zum Jahre 2010. E. Becker/F.-M. Niemann/ J. G. Brecht/ F. Beske, IDZ Materialienreihe Bd. 9, ISBN 3-7691-7823-8, Deutscher Ärzte-Verlag, 1990

Broschürenreihe

Zur medizinischen Bedeutung der zahnärztlichen Therapie mit festsitzendem Zahnersatz (Kronen und Brücken) im Rahmen der Versorgung. Th. Kerschbaum, IDZ Broschürenreihe Bd. 1, ISBN 3-7691-7816-5, Deutscher Ärzte-Verlag, 1988

Zum Stand der EDV-Anwendung in der Zahnarztpraxis — Ergebnisse eines Symposions. IDZ-Broschürenreihe Bd 2, ISBN 3-7691-7818-1, Deutscher Ärzte-Verlag, 1989

Mundgesundheit in der Bundesrepublik Deutschland — Ausgewählte Ergebnisse einer bevölkerungsrepräsentativen Erhebung des Mundgesundheitszustandes und -verhaltens in der Bundesrepublik Deutschland. IDZ Broschürenreihe Bd. 3, ISBN 3-7691-7822-X, Deutscher Ärzte-Verlag, 1990

Sonderpublikation

Das Dental Vademekum — Verzeichnis zahnärztlicher und zahntechnischer Arbeitsmittel und Werkstoffe. Hg.: Bundeszahnärztekammer (Bundesverband der Deutschen Zahnärzte)/Kassenzahnärztliche Bundesvereinigung, Redaktion: IDZ, ISBN 3-7691-4025-7, Deutscher Ärzte-Verlag, 1989

Dringliche Mundgesundheitsprobleme der Bevölkerung in der Bundesrepublik Deutschland — Zahlen, Fakten, Perspektiven. W. Micheelis, P. J. Müller. ISBN 3-924474-00-1, Selbstverlag, 1990. Überarbeiteter Auszug aus: „Dringliche Gesundheitsprobleme der Bevölkerung in der Bundesrepublik Deutschland. Zahlen, Fakten, Perspektiven" von Weber, I., Abel, M., Altenhofen, L., Bächer, K., Berghof, B., Bergmann, K., Flatten, G., Klein, D., Micheelis, W. und Müller, P. J. Nomos-Verlagsgesellschaft, Baden-Baden, 1990

Forschungsinstitut für die zahnärztliche Versorgung

Materialienreihe

Werkstoffe in der zahnärztlichen Versorgung — 1. Goldalternativen. FZV „Materialien" Bd. 1, ISBN 3-7691-7800-9, Deutscher Ärzte-Verlag, 1980

Eigenverantwortung in der gesetzlichen Krankenversicherung. FZV „Materialien" Bd. 2, Selbstverlag 1980*

Zur Frage der Nebenwirkung bei der Versorgung kariöser Zähne mit Amalgam. FZV „Materialien" Bd. 3, Selbstverlag, 1982*

Direktbeteiligung im Gesundheitswesen — Steuerungswirkungen des Selbstbehalts bei ambulanten medizinischen Leistungen und beim Zahnarzt. E. Knappe/W. Fritz, FZV „Materialien" Bd. 4, ISBN 3-7691-7803-3, Deutscher Ärzte-Verlag, 1984

100 Jahre Krankenversicherung — Standortbestimmung und Weiterentwicklung des Kassenarztrechts. FZV „Materialien" Bd. 5, ISBN 3-8765-2367-2, Quintessenz Verlag, 1984

Strukturdaten zahnärztlicher Praxen. P. L. Reichertz/K. Walther, FZV „Materialien" Bd. 6, ISBN 3-7691-7807-6, Deutscher Ärzte-Verlag, 1986 (vergriffen)

Psychologische Aspekte bei der zahnprothetischen Versorgung — Eine Untersuchung zum Compliance-Verhalten von Prothesenträgern. Th. Schneller/R. Bauer/W. Micheelis, FZV „Materialien" Bd. 7, ISBN 3-7691-7608-4, Deutscher Ärzte-Verlag, 1986

Broschürenreihe

System der zahnärztlichen Versorgung in der Bundesrepublik Deutschland. B. Tiemann/R. Herber, FZV „Broschüre" 1, ISBN 3-7691-7801-7, Deutscher Ärzte-Verlag, 1980

Kostenexplosion im Gesundheitswesen — Folge eines fehlerhaften Steuerungsmechanismus? J.-M. Graf von der Schulenburg, FZV „Broschüre" 2, ISBN 3-7691-7802-5, Deutscher Ärzte-Verlag, 1981

Merkmale zahnärztlicher Arbeitsbeanspruchung — Ergebnisse einer Fragenbogenstudie. W. Micheelis, FZV „Broschüre" 3, 2., unveränderte Auflage, ISBN 3-7691-7804-1, Deutscher Ärzte-Verlag, 1984

Datenschutz im Gesundheitswesen — Modellversuch zur Erhöhung der Leistungs- und Kostentransparenz. FZV „Broschüre" 4, ISBN 3-7691-7805-X, Deutscher Ärzte-Verlag, 1985

Zukunftsperspektiven der zahnärztlichen Versorgung. FZV „Broschüre" 5, ISBN 3-7691-7811-4, Deutscher Ärzte-Verlag, 1986

Wissenschaftliche Reihe

Medizinische und technologische Aspekte dentaler Alternativlegierungen. C. L. Davidson/H. Weber/H. Gründler/F. Sperner/H. W. Gundlach/P. Dorsch/ H. Schwickerath/K. Eichner/G. Forck/R. Kees, FZV „Wissenschaftliche Reihe" Bd. 1, ISBN 3-8765-2366-4, Quintessenz Verlag, 1983

Übersicht über die Dental-Edelmetallegierungen und Dental-Nichtedelmetallegierungen in der Bundesrepublik Deutschland. Hg. FZV, Deutscher Ärzte-Verlag, 1986* (vergriffen)

*Die Publikationen des Institutes sind im Fachbuchhandel erhältlich. Die mit * gekennzeichneten Bände sind direkt über das IDZ zu beziehen.*